utb 6051

Eine Arbeitsgemeinschaft der Verlage

Brill | Schöningh – Fink · Paderborn
Brill | Vandenhoeck & Ruprecht · Göttingen – Böhlau · Wien · Köln
Verlag Barbara Budrich · Opladen · Toronto
facultas · Wien
Haupt Verlag · Bern
Verlag Julius Klinkhardt · Bad Heilbrunn
Mohr Siebeck · Tübingen
Narr Francke Attempto Verlag – expert verlag · Tübingen
Psychiatrie Verlag · Köln
Ernst Reinhardt Verlag · München
transcript Verlag · Bielefeld
Verlag Eugen Ulmer · Stuttgart
UVK Verlag · München
Waxmann · Münster · New York
wbv Publikation · Bielefeld
Wochenschau Verlag · Frankfurt am Main

Tobias Bernasconi

Diagnostik und Interventionsplanung in der Unterstützten Kommunikation

Methoden und Einsatz in der Praxis

Mit 25 Abbildungen und 11 Tabellen

Ernst Reinhardt Verlag München

Prof. Dr. *Tobias Bernasconi* ist Lehrstuhlinhaber für Pädagogik und Rehabilitation bei Menschen mit geistiger und komplexer Behinderung an der Universität zu Köln. Er forscht zur Unterstützten Kommunikation, Inklusion sowie zur Bildung und Teilhabe von Menschen mit komplexer Behinderung.

Bibliografische Information der Deutschen Nationalbibliothek
Die Deutsche Nationalbibliothek verzeichnet diese Publikation in der Deutschen Nationalbibliografie; detaillierte bibliografische Daten sind im Internet über <http://dnb.d-nb.de> abrufbar.
UTB-Band-Nr.: 6051
ISBN 978-3-8252-6051-4 (Print)
ISBN 978-3-8385-6051-9 (PDF-E-Book)
ISBN 978-3-8463-6051-4 (EPUB)

Printed in EU
Einbandgestaltung: siegel konzeption | gestaltung, Stuttgart
Cover unter Verwendung der Motive von ©istock.com/Maanas und ©istock.com/Mykyta Dolmatov.
Satz: ew print & medien service gmbh, Würzburg

Ernst Reinhardt Verlag, Kemnatenstr. 46, D-80639 München
Net: www.reinhardt-verlag.de E-Mail: info@reinhardt-verlag.de

Inhalt

Einleitung

Unterstützte Kommunikation bietet Menschen, die sich nicht zufriedenstellend mittels Lautsprache ausdrücken können, Medien und Materialien zur Verständigung und zum besseren Verstehen. Der Begriff Unterstütze Kommunikation (UK) ist das deutschsprachige Äquivalent für den englischen Terminus „Alternative and Augmentative Communication (AAC)“ (Braun 2020).

Die Ziele der Diagnostik in der Unterstützten Kommunikation (UK) gehen über eine Statusdiagnose hinaus und beinhalten die gemeinsame Projektion von langfristigen (teilhabeorientierten) Zielen, eine Interventionsplanung sowie die Evaluation der eingesetzten und durchgeführten Interventionen.

Kobi (1999) nennt verschiedene Diagnostiktypen mit jeweils unterschiedlichen Zielen:

1. Deskriptive Diagnostik (Beschreibung)
2. Klassifizierungsdiagnostik (Zuordnung)
3. Funktionale Diagnostik (Suche nach Zusammenhängen)
4. Kausale Diagnostik (Suche nach Ursachen)
5. Selektions- und Platzierungsdiagnostik (Wegweisung und Zuweisung)
6. Typisierungsdiagnostik (Zuordnung zu einer Gruppe)
7. Bildbarkeit bzw. Förderungsdiagnostik
8. Normalisierungs- und Integrationsdiagnostik

Diagnostik stellt ein „zentrales Aufgabengebiet in den Anwendungsbereichen der Disziplinen Medizin, Psychologie und Pädagogik dar“ (Spreer 2018, 10). Diagnostik, abgeleitet vom griechischen ‚diágnosis‘, was für Erkennen oder Beurteilen steht, stützt sich immer auf Erkenntnisse aus der Beobachtung sowie spezifischer Untersuchungen.

Diagnostik ist dabei in allen genannten Arbeitsfeldern wichtige Grundlage für die Entwicklung professionellen Handelns, Konzeption für die praktische Arbeit sowie für die Überprüfung der eigenen Tätigkeit. Diagnostische Aufgaben und Ziele sind dabei höchst unterschiedlich und sehr von den jeweiligen AkteurInnen mit ihren je eigenen Zielsetzungen in Bezug auf das angestrebte Ergebnis abhängig. Diagnostische Kompetenz wird von Schrader (2001) verstanden als Fähigkeit einer beurteilenden Person, andere Personen zutreffend zu beurteilen.

Allgemein versucht Diagnostik, die Beantwortung von Fragestellungen voranzutreiben, welche sich auf die Beschreibung, Klassifikation, Erklärung oder Prognose beobachtbaren menschlichen Verhaltens und Erlebens beziehen. Die sonder- und heilpädagogische Diagnostik orientiert sich oftmals an der psychologischen Diagnostik und ist in Anlehnung an Schmidt-Atzert und Amelang (2012) charakterisiert durch

- einen Gegenstandsbereich, d.h. Ausgangspunkt, Zielsetzung und die angestrebten Ergebnisse beziehen sich auf eine eingrenzbare Fragestellung.
- Zielorientierung anstelle von Selbstzweck, d.h. im Rahmen diagnostischer Prozesse sollen entweder Maßnahmen zur Verbesserung einer spezifischen Situation ausgewählt oder bestehende Maßnahmen evaluiert werden und
- ein systematisches und von Fachwissen geleitetes Vorgehen, d.h. für den diagnostischen Prozess werden theoretische Modellannahmen und empirisch abgesicherte Erkenntnisse sowie spezifische Methoden eingesetzt.

Grundsätzlich kann Diagnostik präventiv eingesetzt werden, um z.B. mögliche Entwicklungsbesonderheiten frühzeitig zu erkennen. Ferner kann es um die Klärung bestimmter Ursachen für Erkrankungen, aber auch individuelle Entwicklungen gehen. Schließlich hat Diagnostik im therapeutischen Bereich aber auch das Ziel, Therapie und Unterstützungsbedarfe zu identifizieren, Maßnahmen zu planen und selbige schließlich zu evaluieren.

1 Allgemeine Grundlagen der Unterstützten Kommunikation

1.1 Kommunikation und Kommunikationsstörungen

Im Fachgebiet der Unterstützten Kommunikation (UK) steht als übergeordnetes Ziel die kommunikative Teilhabe von Menschen ohne oder mit schwer verständlicher Lautsprache im Mittelpunkt jedweder pädagogischen und therapeutischen Bemühungen:

> „The ultimate goal of AAC is not to find a technological solution to communication problems but to enable individuals to efficiently and effectively engage in a variety of interactions and participate in activities of their choice." (Beukelman/Light 2020, 27).

Standen zu Beginn der Entwicklung von UK in Deutschland v.a. motorisch beeinträchtige Menschen im Mittelpunkt, so haben sich mit der Erweiterung der Zielgruppen auch Medien, Methoden und Vorstellungen von UK seit Beginn der 1990er Jahre immer weiter ausdifferenziert. Aktuell geht es darum, über die gesamte Heterogenität der Zielgruppen Aktivitäten in allen Lebensbereichen und Alltagssituationen durch Unterstützung der Kommunikation und Förderung der kommunikativen Kompetenz positiv zu beeinflussen (Beukelman/Mirenda 2013b). UK hat dabei das Ziel, „Kindern, Jugendlichen und Erwachsenen nicht nur besondere Möglichkeiten zum Verstehen und Verständigen anzubieten, sondern auch die gesamte Lebenswirklichkeit in den Blick zu nehmen" (Wilken 2020, 9). Ausgangspunkt ist dabei die Annahme und Erkenntnis, dass jede Person von Geburt an kommunikative Bedürfnisse, aber auch kommunikative Kompetenzen mitbringt, welche die Grundlage für Entwicklung bilden.

Für potentielle NutzerInnen von UK bestehen keine Mindestvoraussetzungen (Mirenda 1993), d.h. Kinder, Jugendliche und Erwachsene müssen nicht erst über bestimmte Kompetenzen verfügen, *bevor* Sie UK nutzen können, sondern die Kompetenzen entwickeln sich gleichsam *mit*, *durch* und *in* der Nutzung von UK. Um UK nutzen zu können, „gibt es also keine Grenzen oder Voraussetzungen, kein zu früh oder zu spät!" (Erdélyi/Mischo 2015, 384). Gleichwohl muss die Entwicklung kommunikativer Kompetenz begleitet, angeregt und unterstützt werden. UK geht es entsprechend nicht lediglich um die Sprach- und Sprechentwicklung im engeren Sinne, sondern um eine Verbesserung der Kommunikations- und Interaktionsmöglichkeiten mit Blick auf die gesamte kommunikative Situation eines Menschen. Dies schließt die Lebenswirklichkeit, Möglichkeiten zur Partizipation und Selbstbestimmung sowie die Vermittlung individueller Lese- und Schreibkompetenzen mit ein (Wilken 2020, 9). Die Möglichkeiten, andere Menschen besser zu verstehen und gleichsam von anderen Menschen besser verstanden zu werden, sind dabei die essentielle Grundlage. Entsprechend stehen Kommunikation und Interaktion zwischen Menschen in der UK im Mittelpunkt. Ausgangspunkt der Bemühungen ist jedoch in der Regel eine als nicht gelingend erlebte Kommunikation bzw. eine wahrgenommene Beeinträchtigung oder Störung derselben. Die Beeinträchtigungen in der Kommunikation sind dabei oftmals so komplex und tiefgreifend, „dass traditionelle Sprachtherapiekonzepte (z.B. Dysarthrietherapie, Artikulationstherapie) nicht erfolgreich angewendet werden können“ (Bergeest/Boenisch 2019, 121).

Kommunikationsbeeinträchtigungen können als fehlerhafte oder mangelhafte Übertragung einer Nachricht von einem Sender zu einem Empfänger bezeichnet werden. Dabei geht es nicht um eine technische Übertragung des Schalldrucks, sondern Nachrichten beinhalten auch weitere Aspekte wie eine Darstellungs-, Ausdrucks-, Appell- und Beziehungsfunktion (Schulz von Thun 2008). Entsprechend bestehen Nachrichten im Kontext von Kommunikation nicht nur aus Lauten bzw. Wörtern und Sätzen, sondern sie enthalten immer auch paralinguistische und nonverbale Elemente, die ihrerseits wichtige Informationen zur Interpretation der Nachricht übermitteln (Büttner/Quindel 2005).

Der Begriff (komplexe) *Kommunikationsstörung* wird dagegen eher im Kontext der Sprachtherapie verwendet und bezeichnet eine Störung der Sprache, des Sprechens, der Stimme oder der Kommunikation. Bei Menschen mit komplexen Kommunikationsstörungen ist diese oftmals nur ein Aspekt eines umfassenden Störungsbilds mit zusätzlichen kognitiven, motorischen und sensorischen Beeinträchtigungen. Unterschieden werden können dabei neurogene Sprechstörungen und zentral bedingte Sprachstörungen (Liehs/Giel 2020).

Kommunikationsbeeinträchtigungen bzw. Kommunikationsstörungen schränken die Möglichkeiten zu kommunizieren, d.h. Erlebnisse, Gefühle und Ideen mitzuteilen, persönliche Vorlieben, Dinge und Personen zu benennen, Einfluss auf die mittelbare und unmittelbare Umgebung zu nehmen, Erfahrungen auszutauschen und Fragen zu stellen, erheblich ein (Achilles 2015). Sie haben damit vielfältige Auswirkungen auf den Lebensalltag der betroffenen Personen, aber auch ihres Umfeldes, ihrer Familien (Beukelman/Light 2020) sowie im Kontext von Freizeit, Bildung bzw. Ausbildung und Arbeit. Keine bzw. stark eingeschränkte Lautsprache bedeutet in vielen Fällen, dass nur wenig Austausch möglich ist oder die Kommunikation auf eine Art und Weise erfolgt, die nicht direkt verständlich ist. Für die betroffenen Personen kann diese Situation Rückzug, Vereinsamung oder aggressive bzw. selbstverletzende Verhaltensweisen auslösen (Walker/Snell 2013).

In diesem Zusammenhang ist es bedeutsam, dass eine Kommunikationsbeeinträchtigung bzw. Kommunikationsstörung nicht als eine personale Eigenschaft einer Person gesehen wird. So wie zur Kommunikation immer ein Sender und ein Empfänger gehören, die beide die Kommunikationssituation gestalten und bedingen, haben auch (komplexe) Kommunikationsstörungen immer einen Bezug zu *allen* an der Kommunikation beteiligten Personen. Die Entwicklung von kommunikativen Kompetenzen ist also nicht als isolierte Fähigkeit im Sinne des Erwerbs von Sprache bzw. der Feststellung eines spezifischen Sprachentwicklungsstands zu denken, sondern immer in einem engen Zusammenhang mit der motorischen, der sensorischen und der kognitiven Entwicklung sowie bisherigen Erfahrungen und Sozialisationsbedingungen zu sehen (Boenisch 2009).

Kommunikationsstörungen sind demnach ein interpersonales Konstrukt, welches durch unterschiedliche Einflussfaktoren wie individuelle Disposition, Kontextbedingungen, Sozialisationserfahrungen, Haltungen etc. beeinflusst wird. Dies ist auch ein Grund dafür, dass UK sich sowohl in pädagogischen Kontexten als auch in den medizinisch-therapeutischen Disziplinen als Gegenstand findet. Das verbindende Ziel stellt dabei die Verbesserung von Teilhabe und Partizipation in individuellen Kontexten dar. Braun (2020, 21) macht deutlich, dass UK aufgrund der Kontextbezogenheit heute entsprechend nicht verstanden werden kann als Repertoire unterschiedlicher Kommunikationsmodi, verschiedener Medien und (technischer) Hilfen. Die Gesamtheit der Aufgaben, Potentiale und Ziele in der Unterstützten Kommunikation erschließt sich vielmehr erst über einen umfassenden, kontextbezogenen Blick auf die Lebenssituation und „die wechselseitigen Wirkungsprozesse von individueller Schädigung, umwelt- und personenbezogenen Kontextfaktoren und Teilhabemöglichkeiten“ (Braun 2020, 21). UK benötigt damit immer einen mehrdimensionalen Blick, welcher die Perspektiven der potenziellen NutzerInnen, der Bezugspersonen, der Hilfsmittel sowie der Rahmen- und Kontextbedingungen verbindet.

1.2 Zielgruppen der Unterstützten Kommunikation

Unterstützte Kommunikation hat sich in Deutschland im Kontext der Förderschulen mit den Förderschwerpunkten körperliche und motorische Entwicklung sowie geistige Entwicklung etabliert und ausdifferenziert (Braun 2020). Mit den Jahren sind jedoch die Zielgruppen und potentiellen NutznießerInnen von UK sowohl mit Blick auf die Anzahl als auch vor allem mit Blick auf die Unterschiedlichkeit in den Voraussetzungen immer weiter gewachsen.

Von Tetzchner/Martinsen (2000) beschreiben die Zielgruppen von UK mit Blick auf die *Funktion* von Unterstützungsmaßnahmen und unterscheiden dabei drei potentielle Zielgruppen:

1. Menschen, für die UK ein Ausdrucksmittel darstellt, also Personen mit einem guten Sprachverständnis, das durch Hilfsmittel eingesetzt werden kann
2. Menschen, für die UK eine Unterstützung beim Lautspracherwerb darstellt bzw. für die bestehende, aber schwer verständliche oder (noch) nicht komplett entwickelte Lautsprache ergänzt werden kann
3. Menschen, für die UK eine Ersatzsprache darstellt, d.h. bei denen trotz Möglichkeiten zur Produktion von Lautsprache selbige nicht der bevorzugte Weg der Kommunikation ist und UK hier eine Alternative zur lautsprachlichen Kommunikation darstellt

Die Zielgruppenbeschreibung verdeutlicht das breite Spektrum der Personen, die auf UK angewiesen sein können. Dabei existieren sehr viele „unterschiedliche Ursachen, die zu vorübergehenden, lang anhaltenden oder dauerhaften Beeinträchtigungen der Sprechfähigkeit führen oder auch zum Abbau verbaler Fähigkeiten oder deren Verlust" (Wilken 2020, 10). Ursachen sind dabei einerseits angeborene bzw. erworbene Beeinträchtigungen, z.B. Cerebralparesen, genetische Syndrome wie Trisomie 21, Autismus-Spektrum-Störungen oder Angelmann-Syndrom, aber auch neurologische Erkrankungen, die akut (z.B. Schädel-Hirn-Trauma, Apoplex) oder degenerativ (z.B. MS, ALS) wirken. Andererseits können auch Menschen, die vorübergehend Einschränkungen der Lautsprache mitbringen, z.B. nach Operationen oder Unfällen oder aufgrund von spezifischen psychischen Beeinträchtigungen wie Mutismus oder Hospitalismus, als NutzerInnen von UK in Frage kommen (Erdélyi/Mischo 2015). Eine wachsende Zielgruppe stellen zudem Menschen mit Migrationshintergrund oder Fluchterfahrung dar, deren Erstsprache nicht derjenigen entspricht, die in ihrem Lebensumfeld primär genutzt wird, sowie Menschen, die ohne Lautsprache in mehrsprachigen Kontexten aufwachsen (Lingk 2020).

UK richtet sich somit heute nicht (mehr) ausschließlich an Menschen mit Behinderungen, sondern versteht sich als übergreifendes Angebot für alle Personen, die Schwierigkeiten in der Verständigung und der Interaktion haben. Dies wird v.a. im englischsprachigen Begriff Augmentative and Alternative Communication (AAC) deutlich, welcher begrifflich klarmacht, was Anliegen und Ziel des Fachgebietes ist: eine Alternative oder Ergänzung für die Kommunikation zur Verfügung zu stellen, wenn konventionelle Kommunikation über Lautsprache nicht möglich ist.

Für alle diese Zielgruppen gilt: Ziel ist

> „das Erlangen einer effektiven Kommunikation in verschiedenen Settings, die Verbesserung von Autonomie, Partizipation und sozialer Integration sowie des allgemeinen Wohlbefindens und im Falle von intellektueller Beeinträchtigung auch die Förderung der kognitiven und sprachlichen Entwicklung" (Nußbeck 2016, 199).

Das Aufgreifen individueller kommunikativer Kompetenzen ist dabei Ausgangspunkt der pädagogischen und therapeutischen Unterstützung. Diese Kompetenzorientierung findet sich in einer weiteren Zielgruppenbeschreibung, die Weid-Goldschmidt (2013) liefert. Hier werden vier Gruppen mit individuellen Kompetenzen unterschieden:

1. *Menschen, die prä-intentional kommunizieren*, d.h. die Person drückt sich noch überwiegend über nicht-intentionale Kommunikation bzw. ungezielte Äußerungen aus. Bei diesen Personen ist eine „bewusste Wahrnehmung der eigenen Person sowie der Umwelt nur sehr eingeschränkt oder gar nicht zu beobachten" (Weid-Goldschmidt, 31).
2. *Menschen, die präsymbolisch kommunizieren,* zeigen in vertrauten Handlungen oder bei ritualisierten Abläufen intentionale Kommunikation, allerdings noch ohne symbolische Kompetenzen. Auch Signalwörter werden ohne weitere Unterstützung i.d.R. nur sehr eingeschränkt verstanden. Die Kommunikation ist oftmals auf Inhalte im Hier und Jetzt bezogen.
3. *Menschen, die symbolisch kommunizieren*, allerdings nicht altersgemäß, sind Menschen, die unterschiedliche Beeinträchtigungen mitbringen, die dazu führen, dass „sprachliche Inhalte nicht (oder nicht mehr) dem entsprechen, was andere Personen im vergleichbaren Lebensalter verstehen können und sagen möchten" (Weid-Goldschmidt, 62). Die Bandbreite der Kompetenzen ist in dieser Gruppe sehr groß, es können Überschneidungen zur Gruppe 2 und zur Gruppe 4 bestehen. So gibt es Personen, die durchaus Begriffe unabhängig von Zeit und Raum oder das abstrakte Ja-/Nein-Konzept kommunikativ nutzen. Ebenso umfasst diese Gruppe Personen, die weiterhin sehr konkret und situationsgebunden kommunizieren.
4. *Menschen, die altersgemäß symbolisch kommunizieren,* sind Personen, die im Alltag in ihrem (Sprach-)Verstehen nicht eingeschränkt sind, denen jedoch aufgrund einer zumeist tiefgreifenden motorischen Beeinträchtigung die Fähigkeit fehlt, lautsprachlich zu sprechen. Diese Personen sind zudem meist auf umfassende Hilfe im Alltag angewiesen, besitzen dabei jedoch altersentsprechende kognitive und kommunikative Fähigkeiten (Weid-Goldschmidt).

Das Spektrum der Personen, die im Fachgebiet der UK adressiert werden, geht also von *KommunikationsbeginnerInnen* bis hin zu NutzerInnen mit umfassenden Kompetenzen im Bereich der altersangemessenen Kommunikation. Um der Heterogenität des Personenkreises gerecht zu werden und sinnvolle sowie passgenaue Unterstützung anzubieten, Maßnahmen in die Wege zu leiten, aber auch spezifische Hilfsmittel auszuwählen und anzupassen, ist eine spezifische Beratung, Diagnostik und Interventionsplanung somit unumgänglich, aber immer auch eine Herausforderung an die diagnostizierenden und begleitenden Personen.

1.3 Kurzüberblick: Methoden und Medien der UK

Methoden und Medien der UK haben sich über die vergangenen Jahrzehnte vielfältig und entscheidend weiterentwickelt. Die Wahl des richtigen Hilfsmittels ist im diagnostischen Prozess ein ausschlaggebender Punkt, der letztlich darüber entscheidet, ob eine Person ihre kommunikativen Kompetenzen umfassend und passend für den jeweiligen individuellen Alltag einsetzen kann. Eine sich verstetigte Einteilung der Methoden der UK unterscheidet körpereigene Verfahren und externe Hilfen, die wiederum in nicht-elektronische und elektronische Hilfen unterschieden werden (Sachse/Bernasconi 2022).

Körpereigene Verfahren (*unaided*) bezeichnen zum einen basale Kommunikationsmöglichkeiten, bei denen in einem sehr weit gefassten Kommunikationsbegriff jedwede Informationsvermittlung als kommunikativer Akt verstanden wird. Dabei spielt es keine Rolle, ob die Kommunikation intentional und auf andere Personen bezogen ist oder ob es sich um nicht-intentionale Äußerungen eines Menschen handelt, welche als Kommunikation verstanden und in die Förderung einbezogen werden. Sogenannte *basale* Kommunikationsformen haben ihren Ausgangspunkt häufig an der Körperlichkeit einer Person. Es geht auf der vorintentionalen, präsymbolischen Stufe zunächst darum, kommunikative Prozesse und Situationen als solche zu erkennen, sich wahrgenommen zu fühlen, Selbstwirksamkeit zu erleben und Eindeutigkeit in der Kommunikation herzustellen. Dabei können unterschiedliche Konzepte genutzt werden, z. B. aus dem Bereich der Pädagogik bei komplexer Behinderung die →Basale Stimulation (Fröhlich 2015), die →Basale Kommunikation (Mall 2001) oder das aus dem englischen Sprachraum stammende Konzept der →Intensive Interaction (Grans-Wermers et al. 2021, Hansen/Klug 2014, Hewett 2012). Bei aller konzeptionellen und theoretischen Unterschiedlichkeit verbindet die Konzepte, dass sie an der Körperlichkeit der Person ansetzen, dass sie sich als voraussetzungslos beschreiben und dass sie mit Blick auf die Zielgruppen keine Grenzen definieren. Zentral in allen Konzepten ist ferner die Beziehungsgestaltung, der zumeist körperliche Austausch, über den erste kommunikative Erfahrungen und Interaktionsprozesse erlebt werden können.

Zu den körpereigenen Kommunikationsformen gehören ferner Handzeichen, Gesten und Gebärden. Viele Kinder nutzen von sich aus im Laufe ihrer kommunikativen Entwicklung Handzeichen bzw. individuelle, selbstentwickelte Gesten (Appelbaum 2016). Über Gesten hinaus wird innerhalb der UK spezifischer zwischen unterschiedlichen Gebärdensystemen differenziert. Diese unterscheiden sich vor allem hinsichtlich des Grades ihrer Komplexität, der anvisierten Zielgruppen sowie der Voraussetzungen zum Einsatz (Lüke/Vock 2019). So gibt es eher einfache Gebärdensysteme (Lautsprachunterstützende Gebärden – *LUG*, lautsprachbegleitende Gebärden –*LBG* oder spezifische Systeme wie *„Schau doch meine Hände an"* – *SDMH*), mit denen Schlüsselworte gebärdet werden oder bei denen der Gebärdeneinsatz primär parallel zur Lautsprache geschieht. Daneben existiert die Deutsche Gebärdensprache – DGS, welche mit eigener Syntax und Grammatik die seit 2002 anerkannte Muttersprache der gehörlosen Menschen in Deutschland darstellt. Vorteile von Gebärden sind ihre visuelle Wahrnehmbarkeit, die Möglichkeit, die Ausführung leicht zu korrigieren und dass sie weniger flüchtig als Lautsprache sind. Demgegenüber stehen motorische Anforderungen, welche zum Teil für Menschen mit Körperbehinderungen eine Hürde darstellen können, ihr teilweise abstrakter Gehalt, der erst erlernt werden muss, sowie der Umstand, dass KommunikationspartnerInnen benötigt werden, die Gebärden verstehen bzw. einsetzen können.

Externe Hilfen (*aided*) bezeichnen alle Medien der UK, welche nicht direkt über oder mit dem Körper einer Person realisiert werden. Hier wird häufig noch die Unterscheidung in elektronische und nicht-elektronische Hilfen getroffen.

Nicht-elektronische Hilfen sind Hilfsmittel, die ohne Batterie bzw. Strom funktionieren (Hüning-Meyer/Bollmeyer 2010). Dazu gehören zum einen greifbare Symbole, z.B. verkleinerte Darstellungen von Objekten oder reale Objekte, die als Zeichen für einen Realgegenstand oder eine Situation verwendet werden. Diese *Ankündigungszeichen* oder *Ankündigungsobjekte* sind ebenfalls bereits auf einer sehr frühen Stufe der kommunikativen Entwicklung einsetzbar. Greifbare Symbole sind zudem besonders geeignet für Sehbehinderte oder blinde Personen. Den umfangreichsten Teil der nicht-elektronischen externen Hilfen stellen grafische Symbole beziehungsweise Symbolsysteme dar. Das Spektrum an Möglichkeiten, das hier gegeben wird, ist sehr breit und reicht von einfachen Bebilderungen bis hin zu komplexen wortschatzstrukturierenden Medien mit umfangreichen Symbolsammlungen. Die Symbole können z.B. auf Kärtchen oder in kleinen Mappen angeordnet werden, wobei Zeichnungen, Piktogramme oder auch abstrakte Symbole eingesetzt werden können. Des Weiteren existieren auf grafischen Symbolen basierende Therapie- und Unterstützungssysteme, z. B. das ursprünglich als verhaltenstherapeutische Maßnahme konzipierte →PECS – Picture Exchange Communication System (Bondy/Frost 1998) oder das mittlerweile über den Kontext der Begleitung von Menschen mit Autismus-Spektrum bekannte und genutzte →TEACCH-Konzept (Häußler 2012). Dieses setzt einen besonderen Fokus auf die Visualisierung von unterschiedlichen Inhalten mittels Symbolen und die Strukturierung von Kommunikations-, Interaktions- und anderen Alltagssituationen.

Externe elektronische Hilfen bezeichnen unterschiedliche Geräte, mit denen Nachrichten und Kommunikationsinhalte abgespielt und ausgetauscht werden können. Das Spektrum reicht hier von einfachen Tastern, welche mit Verbalsprache besprochen werden und die dann von den u. k. Personen (unterstützt kommunizierende Personen) abgespielt werden können, bis hin zu komplexen elektronischen Hilfen mit einem umfänglichen Vokabular und vielfältigen syntaktischen und grammatikalischen Funktionen. Insbesondere im Bereich der elektronischen Hilfen sind in den letzten Jahren viele Entwicklungen entstanden, welche das Spektrum der elektronischen Hilfen maßgeblich erweitert und verbreitert haben. Auch Tablet-gestützte Kommunikationshilfen, die z. B. auf iPad-Basis funktionieren und bei denen über eine App Wortschatzstrukturierung, Ansteuerung und Sprachausgabe realisiert werden, haben in den letzten Jahren eine immer größere Verbreitung gefunden.

Elektronische Hilfen bieten damit vielfältige Möglichkeiten zur Kommunikation und zur Individualisierung der Kommunikationshilfen. Eine strukturierende und systematisierende Übersicht findet sich z. B. bei Boenisch et al.(2020).

Grundsätzlich gilt in der UK, dass nicht lediglich eine Kommunikationsform für eine Person ausgewählt wird, sondern ein individuelles Kommunikationssystem ausgearbeitet werden sollte. Dieses *multimodale* System kann dabei verschiedene Kommunikationsformen umfassen und so für unterschiedliche Situationen jeweils passende Kommunikationsformen und -modalitäten zur Verfügung stellen. Entsprechend reicht es oftmals nicht aus, lediglich die Versorgung mit einem Hilfsmittel in die Wege zu leiten, sondern eine Verbesserung der kommunikativen Situation wird erst dann möglich, „wenn mit der unterstützt kommunizierenden Person ein in allen Komponenten ganz individuell auf sie abgestimmtes Kommunikationssystem erarbeitet wird“ (Pivit 2010, 01.005.001). Um eine weitreichende, unmissverständliche und schnelle Kommunikation in allen Lebenslagen zu ermöglichen, können demnach selbstverständlich Aussagen mit einer elektronischen Hilfe durch körpereigene Signale ergänzt oder Gebärden zusätzlich zu Bildkarten eingesetzt werden. Dies gilt dabei nicht nur für die u.k. Person, sondern auch die lautsprachlichen KommunikationspartnerInnen sollten im besten Sinne eines Modells möglichst unterschiedliche Kommunikationsformen und -modalitäten nutzen, jeweils passend zur Situation und dem kommunikativen Kontext, um positive Erfahrungen in der Kommunikation sowie Lerneffekte mit unterschiedlichen Kommunikationsformen zu ermöglichen.

2 Spezifika der Diagnostik und Interventionsplanung in der UK

2.1 Zusammenhang von Beratung, Diagnostik und Interventionsplanung

UK-Interventionen bezeichnen das „geplante und systematische Unterstützen einer nichtlautsprachlich kommunizierenden Person bei der Erweiterung ihrer kommunikativen Unabhängigkeit und Partizipation“ (Sachse/Bernasconi 2020, 204). Der Fokus der Interventionsplanung liegt dabei nicht alleine auf der Person ohne Lautsprache, sondern auf dem gesamten Lebensumfeld und der individuellen Lebenssituation. Ziel ist gelingende Alltagskommunikation sowie die Erweiterung der individuellen kommunikativen Kompetenz.

Interventionen im Kontext der UK zielen entsprechend auf

- die Auswahl von benötigten individuellen Kommunikationshilfen,
- die Unterstützung aller am Interventionsprozess beteiligten Personen,
- Fragen nach dem konkreten Einsatz der Kommunikationshilfen Alltag (Sachse 2010).

Zusätzlich werden weitere inhaltliche, organisatorische und methodische Aspekte wie Vokabularauswahl, Fragen der Ansteuerung, Netzwerkaktivierung sowie Fragen rund um den Versorgungsprozess etc. bedacht.

Interventionen werden im Kontext der UK oftmals innerhalb einer Triade aus Diagnostik, Beratung sowie Zielformulierungen gesehen und sind damit übergreifendes und zentrales Thema (Boenisch/Sachse 2007). Fundament der Zielformulierung (Interventionsplanung) sind dabei die Ergebnisse aus der Diagnostik, aber auch die weiteren Informationen aus der Beratung, die den Blick auf den individuellen Lebensalltag erweitern. Ferner ist im Sinne eines prozessorientierten Vorgehens die Evaluation bisheriger Maßnahmen Ausgangspunkt weiterer Interventionen.

Interventionsplanung kann entsprechend als enger gefasster Begriff für den Prozess der Entwicklung von Zielen und Maßnahmen auf Grundlage der Ergebnisse von Diagnostik und Beratung verstanden werden. Demgegenüber bezeichnen UK-Interventionen die gesamte Triade aus Diagnostik, Beratung und Interventionsplanung (Abb. 1).

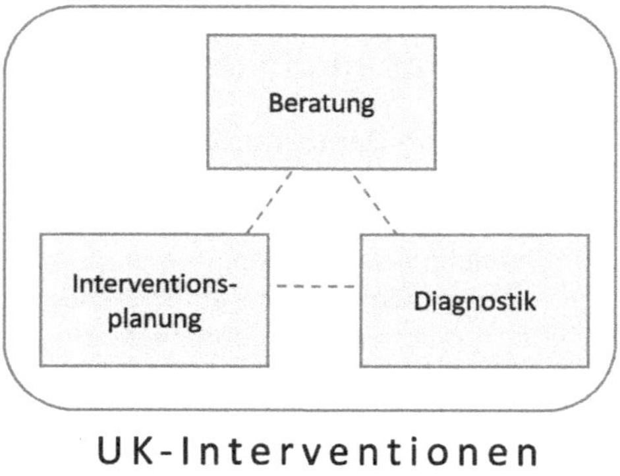

Abb. 1: Triade der UK-Interventionen

Das Vorgehen folgt einem allgemeinen förderdiagnostischen Prozess, bei dem von einem Ist-Zustand ausgegangen und gleichsam ein Ziel-Zustand beschrieben wird, der durch die Intervention erreicht werden soll (Bundschuh/Winkler 2019). Diese Vorgehensweise beruht „auf einer vermuteten Kette logischer Zusammenhänge zwischen Diagnostik, Grobzielgestaltung, Arbeitsmodell [...], Feinziel, Fördermaßnahmen und Abschlussevaluation" (Pretis 2019, 121). Interventionsplanung soll zudem eine effektive Förderung ermöglichen, steht jedoch andererseits im Spannungsfeld zwischen zielgerichteter Arbeit und zu eng geplanten Maßnahmen, die die Vielzahl menschlicher Lern- und Verhaltensmöglichkeiten zu sehr verengen (Schuhmacher 2004). Hinzu kommt, dass gerade zu Beginn der Diagnostik oftmals darauf fokussiert wird, „was eine Person (noch) nicht kann und nicht die Bedingungen adressiert werden, *warum* eine Person einer Anforderung nicht gewachsen ist" (Bernasconi 2020, 126). Eine ausschließlich personengebundene Einschätzung von aktuellen Schwierigkeiten löst jedoch das kommunikative Problem in der Regel nicht. Zudem werden professionellen und privaten Bezugspersonen nur eingeschränkte Handlungsmöglichkeiten gegeben, da die Grunderkrankung der Person mit Bedarf an UK häufig nicht veränderbar ist.

Im Kontext von UK-Interventionen stehen deshalb nicht Maßnahmen im Fokus, die kommunikative Schwierigkeiten über die Person selbst zu verändern versuchen, sondern es setzt sich zunehmend die Erkenntnis durch, dass insbesondere die Anpassung der Umweltbedingungen zu einem Abbau von kommunikativen Schwierigkeiten führt (Light/McNaughton 2015, Sachse/Bernasconi 2020). In Teilen kann hier ein Widerspruch zwischen in der Theorie geforderter Offenheit und in der Praxis gestalteter Diagnostik entstehen. Hilfreich erscheint eine Loslösung von der Frage nach dem „Was kann er oder sie noch nicht?“ hin zu einem „Warum besteht diese kommunikative Schwierigkeit?“. Eingeschränkte kommunikative Kompetenzen haben nicht nur einen Bezug zu einem Gesundheitsproblem, sondern häufig z.B. zu Krisen oder besonderen Umständen in der Familie, zu kritischen Lebensereignissen oder bisherigen Erfahrungen mit Kommunikation und Interaktion. Verfügt ein Individuum noch nicht über die notwendigen kommunikativen Kompetenzen, so „sollte zuerst gefragt werden, ob es genügend Gelegenheiten gehabt hatte, diese zu erwerben“ (Hollenweger 2019, 36).

2.2 Stellenwert und Spezifika in der Diagnostik in der UK

Bei der Begleitung, Unterstützung und Förderung im Kontext der UK hat die Diagnostik seit jeher einen hohen Stellenwert, denn „UK braucht Diagnostik, Diagnostik braucht UK“ (Leber 2009a, 1). Die differenzierte Diagnose der Entwicklung einer u.k. Person zielt dabei auf die Gestaltung kommunikationsfördernder Bedingungen, die Ableitung von Förderbedarfen sowie die Einordnung des kommunikativen Entwicklungsstandes (Wilken 2021b).

Da die drei zentralen Bereiche der UK Diagnostik, Interventionsplanung und Beratung immer eng miteinander verzahnt sind, ist das eine nicht ohne das andere zu denken, und die Diagnostik hat hier in dem Sinne keine isolierte Stellung, sondern ist selbstverständlicher und unabdingbarer Bestandteil jedweder UK-Arbeit (Boenisch/Sachse 2007). Da UK-Diagnostik fast immer auch mit Interventionen verbunden ist, sind auch alle Maßnahmen und Prozesse der Diagnostik von einer pädagogischen oder therapeutischen Zielsetzung geleitet, bei der die erfolgreiche Kommunikationsentwicklung als übergeordnetes Ziel im Mittelpunkt steht (Garbe/Herrmann 2020). Gleichwohl besitzt Diagnostik in der UK einige Besonderheiten, welche ein spezifisches Vorgehen erforderlich machen (Boenisch 2009, Appelbaum 2019). In der UK wird aufgrund der Komplexität und Heterogenität der Zielgruppen nicht von einem Modell ausgegangen, bei dem aus der Diagnostik immer gleichbleibende, kausale Ziele und Maßnahmen abgeleitet werden können, sondern vielmehr muss die Diagnostik umfassend neben den individuellen Fähigkeiten einer Person auch deren Lebenswelt beleuchten und einbeziehen. Dabei steht letztlich die Frage im Mittelpunkt, welche Fähigkeiten, zu erwerbenden Kompetenzen und anzuleitenden Maßnahmen die kommunikative Kompetenz einer Person mit komplexer Kommunikationsstörung nachhaltig verbessern könnten.

Ausgangspunkt in der Diagnostik in der UK ist demnach stets das Individuum mit seinen Interessen, Möglichkeiten der Partizipation und immer eingebettet in das jeweilige Umfeld (Erdélyi/Mischo 2015). Dabei werden diagnostische Erkenntnisse auch für Entscheidungsprozesse in unterschiedlichen Settings sowie im Bereich der Hilfs- und Heilmittelversorgung herangezogen oder eingefordert. Entsprechend liegt hier eine große Verantwortung für die ausführenden Personen, da die diagnostischen Ergebnisse und Erkenntnisse für die betreffenden Personen und ihr Umfeld eine besondere Tragweite mit Blick auf die individuelle Förderung und Unterstützung, aber auch die Lebensqualität und Teilhabemöglichkeiten haben.

Insgesamt stellt UK-Diagnostik eine besondere Herausforderung dar, weil

- nahezu keine standardisierten Verfahren existieren, die die Komplexität der Kommunikationssituation einer Person ohne Lautsprache umfassend betrachten,
- vorhandene (standardisierte) Verfahren oftmals durch eine spezifische Fokussierung den Blick auf die Gesamtheit der Kompetenzen einer Person verengen bzw. nur Teilaspekte betrachten und
- standardisierte Testverfahren, die den Entwicklungsstand über die Lautsprache erfassen, i.d.R. nicht eingesetzt werden können und auch nonverbale Testverfahren sich oftmals aufgrund der vielfach existierenden motorischen Beeinträchtigungen der Zielgruppe nicht anbieten.

Entsprechend erfordert die UK-Diagnostik

- intensives Fachwissen zu Entwicklungsverläufen unter den Bedingungen von körperlicher oder kognitiver Beeinträchtigung, Grundwissen zu Beeinträchtigungen im Bereich von Motorik, Wahrnehmung, Sozialisation etc.,
- Fachkenntnisse über spezifische Behinderungsbilder wie Cerebralparese, ASS, ALS etc. sowie die entsprechenden Entwicklungsverläufe und Besonderheiten,
- Kenntnisse mit Blick auf den regulären Spracherwerb sowie Veränderungen beim Spracherwerb ohne Lautsprache und letztlich
- dezidierte allgemeindiagnostische Kompetenzen mit Blick auf die Gestaltung von Diagnostik sowie das Methodenrepertoire hinsichtlich allgemeiner sowie spezifischer Materialien.

Die Vielschichtigkeit der genannten Aspekte führt dazu, dass es bisher nur wenige Gütekriterien für diagnostische Instrumente in der UK gibt und überwiegend informelle und situationsabhängige Maße eingesetzt werden, was die Herausforderung für die diagnostizierende Person weiter erhöht. Dem entspricht auch die mittlerweile gängige Sichtweise, dass allein die gesicherte Diagnose einer bestimmten Erkrankung oder eines Syndroms nur sehr eingeschränkte Hinweise auf die potentielle Entwicklung und die Art und Notwendigkeit spezifischer Unterstützungsmaßnahmen gibt. So bestehen oftmals innerhalb eines Syndroms große Unterschiede mit Blick auf die kommunikative Kompetenz. Exemplarisch sei hier z. B. auf die Trisomie 21 verwiesen, mit der einige Menschen praktisch keine funktionale Sprache ausbilden und andere eine unauffällige Sprache entwickeln:

> „Eine Diagnostik zur Entscheidung, welches UK-Mittel eingesetzt werden soll, macht unter dem Gesichtspunkt der Ätiologie daher wenig Sinn“ (Nußbeck 2016, 198).

Anders gesagt kann nicht davon ausgegangen werden, dass sich trotz gleicher Ätiologie bei unterschiedlichen Personen die gleichen UK-Maßnahmen eignen, da sich die individuellen Fähigkeiten in einer großen Spannbreite zeigen. Andersherum können spezifische Maßnahmen und Interventionen durchaus bei unterschiedlicher Ätiologie, aber einer ähnlichen Entwicklung kommunikativer Kompetenzen sinnvoll sein.

Damit muss allgemein berücksichtigt werden, dass die Ergebnisse der Diagnostik auf einer möglichst akkuraten und systematisch durchgeführten Beobachtung der betreffenden Person und ihres Umfelds beruhen und nicht auf einem prinzipiellen Weg des Vorgehens.

Diese Einsicht zeigt sich auch mit Blick auf UK-Interventionen in der Abkehr vom sogenannten *Kandidatenmodell*, welches besagt, dass erst beim Vorhandensein spezifischer für die Kommunikation erforderlicher Fähigkeiten wie z. B. kognitive, motorische oder sensorische Voraussetzungen UK-Maßnahmen bestimmt und eingesetzt werden können. Vielmehr wird aktuell Wert darauf gelegt, dass sich die kommunikative Kompetenz primär durch Kommunikation entwickelt und entsprechend UK-Maßnahmen Antreiber dieser Entwicklung sind. Analog zum bio-psycho-sozialen Modell der ICF (International Classification of Functioning, Disability and Health) (WHO 2001) müssen also Kommunikationsbarrieren und -gelegenheiten identifiziert und Maßnahmen gefunden werden, „die unter Berücksichtigung der individuellen Fähigkeiten und der kommunikativen Bedürfnisse die bestmögliche Partizipation in Elternhaus, Schule und sozialem Umfeld ermöglichen“ (Nußbeck 2016, 200).

Zusammenfassend liegt das

> „‚diagnostische Problem' in der UK […] somit in der Heterogenität der vorsprachlichen bzw. sprachlichen Fähigkeitsprofile sowie in den sogenannten Asymmetrieprofilen, in den nicht-sprachlichen kognitiven Fähigkeiten, individuellen Verhaltensweisen sowie der jeweiligen aktuellen Motivationslage in einer (oft) nicht bekannten Umgebung mit (oft) nicht bekannten Personen" (Appelbaum 2019, 297).

Erschwerend kommt in der diagnostischen Situation hinzu, dass die diagnostizierende Person aufgrund individueller Beobachtungen oder der Beschreibung des Umfeldes das kommunikative Verhalten der u. k. Person interpretiert, ohne eine direkte Rückmeldung über die Richtigkeit der Interpretation zu erhalten. Anders gesagt wird häufig ein Verhalten beobachtet, interpretiert und darauf aufbauend eine diagnostische Einschätzung entwickelt, von der die diagnostizierende Person oder auch die Bezugspersonen denken, sie sei passend (Bauersfeld 2010). Entsprechend verlagert sich die *Deutungshoheit* hin zu den privaten Bezugspersonen oder professionell Tätigen. Die Aufgabe der Interpretation kommunikativen Verhaltens stellt dabei über unterschiedliche Handlungsfelder hinweg eine hohe Anforderung dar (Böing 2009, Bauersfeld 2010, Bernasconi 2015). UK-Diagnostik erfordert somit ein umfassendes Gerüst aus Haltungen, Wissen und Können mit Blick auf Entwicklung, Methoden und Unterstützungsmöglichkeiten (Abb. 2) Diese beeinflussen den Ablauf von UK-Interventionen. Gleichzeitig verändern die Erfahrungen der konkreten Praxis auch wieder die Kenntnisse und Fertigkeiten sowie ggf. grundlegende Haltungen und Annahmen.

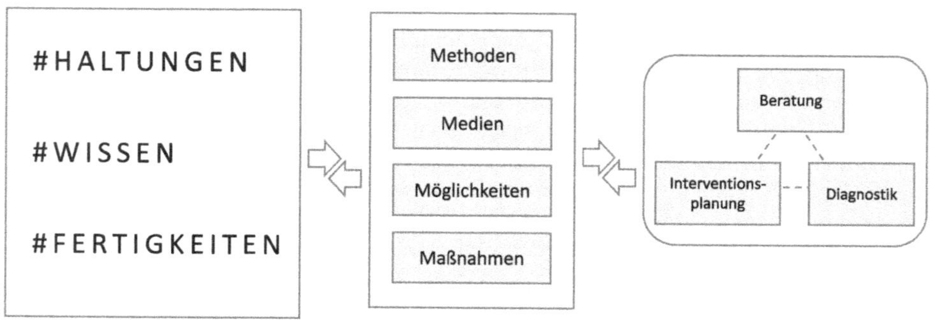

Abb. 2: Einflussfaktoren auf UK-Diagnostik

2.3 Säulen der Diagnostik in der UK

2.3.1 Menschenbild und Haltung

UK orientiert sich vom Grundsatz her an einem humanistischen Menschenbild. Haltungen haben dabei einen hohen Stellenwert, da es wie in allen pädagogischen Kontexten sehr von den beteiligten AkteurInnen abhängt, wie die Situation gestaltet, beeinflusst und erlebt wird (Beukelman/Mirenda 2013b, Kristen/Leber 2005). Die Begegnung und Zusammenarbeit mit Menschen, die sich ohne Lautsprache verständigen, stellt dabei eine Herausforderung dar, die durch spezifische Besonderheiten der Gesprächssituation noch verstärkt wird (Wachsmuth 2020). Umso entscheidender sind Haltungsfragen auch im Kontext von UK-*Interventionen*, da die Ergebnisse des diagnostischen Prozesses oftmals einschneidende Folgen für die u. k. Person und ihr Umfeld haben. Rothmayr (2001) beschreibt übergreifend fünf Haltungen für die Arbeit im Fachgebiet der UK, die ebenso handlungsleitend bei der Gestaltung von UK-Interventionen sind (auch Staatsinstitut für Schulqualität und Bildungsforschung ISB 2021) (Abb. 3):

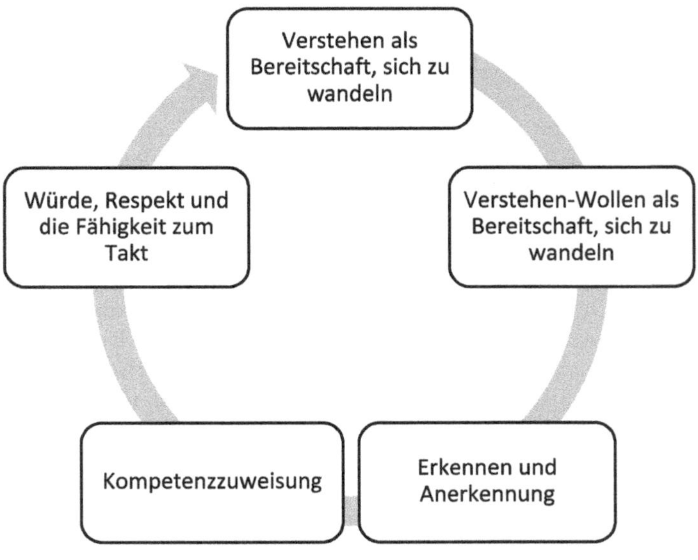

Abb. 3: Haltungen im Kontext der UK (in Anlehnung an ISB 2021)

1. *Verstehen als Bereitschaft, sich zu wandeln.* Insbesondere im diagnostischen Prozess mit Blick auf die kommunikative Kompetenz einer Person ist es essentiell, offen für Veränderungsprozesse und individuelle Ausdrucksweisen zu sein. Auf der Grundlage dieser Erfahrungen können sich bisherige Annahmen verändern. Entsprechend geht es weniger um ein Erklären von Verhaltensweisen oder Kommunikationsbesonderheiten der anderen Person, sondern vielmehr darum, ein umfassendes Verständnis der Kommunikationsbeeinträchtigung zu erlangen.
2. *Verstehen-Wollen als Bereitschaft, sich zu wandeln.* Hiermit ist ein generelles pädagogisches Prinzip gemeint, welches verdeutlichen soll, dass nicht die fachlich versierte Person immer den prinzipiellen und grundlegenden Weg des Vorgehens weiß, sondern dass auf der Grundlage des Willens zum Verstehen auch eine Änderung von Vorannahmen über die andere Person erfolgen kann bzw. sogar gewünscht ist. Praktisch bedeutet dies, die diagnostische Situation kritisch zu reflektieren und gegebenenfalls neu zu interpretieren. Rothmayr (2003, 10.005) formuliert dahingehend: „Verstehenwollen meint auch die Bereitschaft, in den Verhaltensweisen des Gegenübers eine positive Absicht entdecken zu wollen und ihnen einen Sinn zu unterstellen“.
3. *Anerkennung.* Jegliches kommunikatives Verhalten sollte als sinnvolles kommunikatives Verhalten zu verstehen und Menschen grundsätzlich ein „Mitteilungshandeln“ (Fuchs 2011, 132) zugetraut werden. Ganz praktisch mündet dies in der Annahme, dass jede Person zu jedem Zeitpunkt so gut und so effektiv kommuniziert, wie sie es gerade kann. Anerkennung bedeutet aber auch, jegliches Verhalten als kommunikatives Verhalten zu interpretieren und alle Kommunikationsformen zu akzeptieren (Kristen 2002). Entsprechend ist ein Unterlassen von einer positiven Anerkennung des kommunikativen Verhaltens immer auch mit einem Verwehren von Entwicklungsmöglichkeiten gleichzusetzen (Rothmayr 2003).
4. *Kompetenzzuweisung.* In jeglichem kommunikativen Verhalten sollte immer auch eine Kompetenz gesehen werden. Kommunikative Äußerungen, seien sie auch noch so unverständlich, so anders oder so unterschiedlich zu bisherigen Erfahrungen, sind für die kommunizierende Person immer der aktuell kompetenteste Weg, sich in der Situation auszudrücken und sich mitzuteilen.
5. *Würde, Respekt und die Fähigkeit zum Takt.* Kommunikative Fähigkeiten dürfen zu keinem Zeitpunkt abgewertet werden. Vielmehr sollte auch in noch so kleinen kommunikativen Zeichen ein kommunikativer Impuls, eine Ausdrucksmöglichkeit und der Wille zur Kommunikation gesehen werden. Für die praktische diagnostische

Situation bedeutet dies, dass nicht über die zu diagnostizierende Person in ihrem Beisein gesprochen wird bzw. wenn über sie gesprochen wird, die Personen am Gespräch beteiligt werden sollten (Kristen 2002). Insbesondere Menschen mit erheblichen kommunikativen Einschränkungen erfahren hier häufig unangenehme Situationen, in denen über sie anstatt mit ihnen über ihre kommunikative Situation sowie ihren Lebensalltag gesprochen wird.

Aus diesen Haltungen ergibt sich, dass der Prozess der UK-Interventionen im Sinne eines gleichsam offenen und zielorientierten Zugangs gestaltet werden sollte, in dem es gelingt, Kompetenzen und Entwicklungschancen zu identifizieren, um davon ausgehend Unterstützungsmöglichkeiten herauszuarbeiten.

> „Dies erfordert einerseits die Bereitschaft, der auf UK angewiesenen Person einen Vertrauensvorschuss zu gewährleisten, und gleichzeitig sensibel darauf zu achten, Überforderungen und unpassende Leistungserwartungen zu vermeiden“ (Garbe/Herrmann 2020, 159).

Des Weiteren steht die kritische Reflexion des eigenen Vorgehens im Kontext der Diagnostik als wesentlicher Aspekt im Mittelpunkt, um Beobachtungen, Annahmen und bisheriges Wissen über eine Person „nicht leichtfertig als „Wahrheiten“ (Garbe/Herrmann 2020, 159) anzunehmen.

Trotz aller Individualität in der Kommunikation sowie der Entwicklung derselben ist eine systematische und zielorientierte Diagnostik nur möglich durch Orientierung an Modellen und allgemeinen Entwicklungsbeschreibungen. Dabei gilt jedoch zu bedenken, dass die „potentiellen Nutzer über kommunikative Erfahrungen und Entwicklungen verfügen, die nicht mit denen von Menschen ohne Behinderungen vergleichbar sind“ (Braun 2020, 22). Folglich können vorhandene Modelle nicht eins zu eins übertragen werden, sondern eine allgemein beschreibende ‚reguläre‘ Entwicklung dient unter Berücksichtigung individueller Kompetenzen, bisheriger Erfahrungen und Rahmenbedingungen immer nur als Orientierung bei der diagnostischen Entscheidung.

2.3.2 Orientierungsrahmen und Bezugsmodelle

In der UK steht in der Praxis noch überwiegend ein anwendungsorientiertes Handeln im Mittelpunkt (Braun 2020). Dabei gibt es unterschiedliche Herangehensweisen, Fokussierungen und auch theoretische Orientierungen, welche einen Einfluss auf die praktische Gestaltung von UK-Interventionen haben. Da eine dezidierte wissenschaftliche, allseits anerkannte Systematik und Theoriebildung des Fachgebietes bisher nur in Ansätzen erfolgt ist (Renner 2004 und 2005, Boenisch 2009), orientiert sich die UK im Sinne eines „multidisziplinären Fachgebietes" (Lage/Renner 2001, 199) an unterschiedlichen Bezugswissenschaften, um diagnostische Erkenntnisse zu erhalten, Interventionsziele systematisch zu planen, zu begründen und durchzuführen oder durchgeführte Maßnahmen zu evaluieren.

Der Orientierungsrahmen wird dabei abgesteckt durch allgemeine Modelle zum Spracherwerb und zur Kommunikationsentwicklung, Fragen nach Inhalt, Form und Funktion von Kommunikation, einer Orientierung an Partizipation und Teilhabe im Sinne der ICF sowie eine umfassende Beschreibung von Fähigkeiten in Abhängigkeit zur Umwelt und kommunikativer Kompetenzen mit spezifischem Blick auf die UK. Dieser Rahmen wird im Folgenden nun genauer beschrieben.

Sprachentwicklungsmodelle

In der UK orientiert man sich in der Diagnostik und Interventionsplanung häufig an Sprachentwicklungsmodellen, die unter Berücksichtigung der spezifischen Entwicklungsbedingungen von u.k. Personen genutzt werden.

Sprache ist zentral für das menschliche Leben (Grimm 2003). Sie dient dem Ausdruck von Intentionen, Wünschen und Abneigungen, ist eng mit dem Denken verknüpft und ermöglicht die Kommunikation mit anderen Menschen. Trotz vielerlei Forschung in diesem Bereich ist bis heute nicht abschließend geklärt, wie ein Kind letztlich Sprachkompetenz erwirbt. Vielmehr existieren unterschiedliche, sich ergänzende oder auch widersprechende Hypothesen. Es besteht keinesfalls Einigkeit darüber, welchen Anteil internale, d.h. entwicklungsbedingte und externale, also Aspekte der Umwelt haben (Boenisch 2009). Sprache kann vielmehr als ein spezialisiertes Wissenssystem und Entwicklungsprodukt gesehen werden, das aus dem Zusammenspiel von individuellen Anlagen und bestimmten Umweltfaktoren entsteht (Kauschke 2015). Der Spracherwerb ist dabei ein zeitlich variabler Prozess. Er verläuft in Abhängigkeit von der jeweiligen Muttersprache in einer festgelegten Reihenfolge, wenngleich jeder Mensch sein eigenes Entwicklungstempo hat (Sachse 2007, Szagun 2016).

Bezüglich der Anfänge sowie der Bedingungen, Ursachen und Anstöße für die Sprachentwicklung existieren unterschiedliche Erklärungsmuster. Zwei Perspektiven sind dabei, dass der Spracherwerb sich a) auf einer *nativistisch-biologischen Basis* begründen lässt und b) vor allem ein *sozial-interaktionistischer und dialogischer Entwicklungsprozess* ist.

a. Bei diesem Ansatz wird ein Verständnis vertreten, welches besagt, dass die angeborenen Fähigkeiten eines Kindes den Spracherwerb ermöglichen. Um Sprache zu erwerben, wenden Kinder höchst effiziente und angeborene Strategien an. Die Disposition des Menschen zum Spracherwerb ermöglicht den kontinuierlichen Lernprozess, indem sich die kindliche Sprache über mehrere Zwischenstufen innerhalb der ersten neun Lebensjahre kontinuierlich der Erwachsenensprache annähert. Damit Kinder die relevanten Regeln und Strukturen ihrer Umgebungssprache herausfiltern und entdecken können, wenden sie implizit angelegte Lernstrategien an, wie z. B. Segmentation (Betonung auf erste Silbe) oder Fast Mapping (Fähigkeit, Wörter schon nach ein- oder zweimaligem Hören im mentalen Lexikon abzuspeichern). Zudem unterstützen weitere Vorausläuferfähigkeiten, z. B. kognitive Fähigkeiten, soziale Fähigkeiten und auch die Sprachwahrnehmung den Lernprozess. Da Menschen bereits vor der Geburt ein funktionierendes auditives System besitzen, sind sie quasi natürlicherweise von Sprache geprägt. Sie verarbeiten Sprache und leiten so unbewusst erste Regeln ihrer Muttersprache ab, wie den Sprachrhythmus oder die Prosodie. Für den Spracherwerb sind somit intakte interne, organische Voraussetzungen im Bereich der Motorik, der Wahrnehmung und der Kognition wichtig.
b. Hier wird der Umwelt eine zentrale Komponente zugeschrieben und die Idee vertreten, dass Sprache primär durch soziales Handeln erworben wird. Diese als *sozialpragmatischer Ansatz* (Tomasello 2009, Tomasello/Gonzalez-Cabrera 2017) diskutierte Hypothese versteht Sprache somit vorwiegend als soziale Fähigkeit. Die Pragmatik stellt eine der vier linguistischen Ebenen (Pragmatik, Semantik, Syntax, Phonologie) dar und bezeichnet „den tatsächlichen Sprachgebrauch von Kindern und Erwachsenen in sozialen Situationen“ (Lingk et al. 2020, 149). Zentral für die Entwicklung ist dabei die Interaktion zwischen dem Kind und seinen Bezugspersonen. Basis der frühen Kommunikation sind gemeinsame Handlungen, in denen das Kind und seine Bezugsperson kommunikative Absichten einbringen (Tomasello 2009). Im sogenannten **Kooperationsmodell** von Tomasello (2009) wird beschrieben, dass Kinder grundsätzlich einen Wunsch nach gemeinsamem Handeln bzw. Kooperation besitzen. Dies betrachtet Tomasello als Notwendigkeit für die menschliche Kommunikation. Das kommunikative *Handeln* bildet letztlich den Ausgangspunkt für den Spracherwerb (Füssenich 2014). Der Erwerb der pragmatischen Fähigkeiten beginnt dabei in dem Moment, wenn die Kinder vorsprachliche Verhaltensweisen (wie Laute, Mimik, Gestik, Weinen etc.) einsetzen, um sich – zunächst unbewusst, dann mit zunehmender Entwicklung immer bewusster und zielgerichteter – mitzuteilen.

> Entsprechend besitzen die Bezugspersonen und KommunikationspartnerInnen eine besondere Wichtigkeit für den Spracherwerb, da Kinder Sprache v.a. über den sprachlichen Input des Umfelds erlernen. Durch diesen werden die Eigenschaften, das Regelsystem und alle wichtigen Informationen der jeweiligen Sprache transportiert, die sich das lernende Kind im Gebrauch und der Rezeption von Sprache erschließt (Nonn 2011b). Entsprechend kommt der Erzeugung und Gestaltung eines gemeinsamen Kontexts, der entweder auf der gemeinsamen Aufmerksamkeit (unmittelbare Wahrnehmungsumgebung), auf gemeinsamen Erfahrungen in der Vergangenheit oder auf gemeinsamem kulturellem Wissen beruht, eine besondere Bedeutung zu. Um einen gemeinsamen Kontext herzustellen, sind spezifische pragmatische Kommunikationsfunktionen bedeutsam. Tomasello (2009) benennt hier Auffordern (um Hilfe oder Information bitten), Informieren (Hilfe und Information anbieten) sowie Teilen (Teilen von Emotionen oder Einstellungen) als elementarste menschliche Kommunikationsmotive. Pragmatische Fähigkeiten können demnach als ein Schlüssel für den Erwerb kommunikativer Kompetenz erachtet werden (Nonn 2011b, Lingk et al. 2020).

Der sozialpragmatische Ansatz wurde von Kerstin Nonn (2011b, 2017) auf das Fachgebiet der UK übertragen, da er den Vorteil bietet, dass der „Spracherwerb in die Kommunikationsentwicklung integriert“ (Nonn 2011, 30) ist. Nonn (2014) führt in diesem Zusammenhang das Bild einer Lokomotive ein, die den gesamten *Zug des Spracherwerbs* bzw. die Entwicklung der unterschiedlichen Sprachebenen (Syntax, Semantik, Lexikon) zieht. Spracherwerb ist damit nicht lediglich das Erlernen spezifischer Regeln und die technische Ausführung bei der Produktion von Sprache, sondern vor allem Kommunikationswerkzeug (Paul/Norbury 2012).

Paul (1997) macht deutlich, dass v.a. die pragmatischen Fähigkeiten eine Grundlage für den weiteren Spracherwerb liefern und den Übergang hin zu ersten Wortäußerungen im Verlauf des ersten Lebensjahres anstoßen. Dabei beeinflussen sich die pragmatische Ebene und die semantische Ebene gegenseitig. Dabei existieren drei maßgebliche Übergänge innerhalb der ersten fünf Lebensjahre. (Tab. 1)

Tab. 1: Ebenen der Sprachentwicklung (übersetzt aus Paul 1997, 142)

Alter	Beschreibung	Sprachdomäne
0–12 Monate	Sozial-kommunikative Fähigkeiten Erste Wortbedeutungen und Wortäußerungen	Pragmatik → Semantik
12–18 Monate	Einwortäußerungen → Mehrwortäußerungen	Semantik → Syntax
4–6 Jahre	Sprechen und Hören → Lesen und Schreibe	Phonologie → Metaphonologie (phonologische Bewusstheit)

Sprachverstehen geht der Sprachproduktion innerhalb der Sprachentwicklung in jeder Phase voraus. Bezüglich des Beginns der Sprachentwicklung sehen einige AutorInnen diesen bereits im Mutterleib (Papoušek/Papoušek 1989, Papoušek 1994, Grimm 2003, Szagun 2016), während Zollinger (1997) den Beginn der Sprache vor allem am triangulären Blick, also dem Pendeln zwischen einem Gegenstand und einer Person sieht. Trotz unterschiedlicher Ansichten wird jedoch übereinstimmend der präverbalen Kommunikationsentwicklung eine besondere Bedeutung zugewiesen. Dabei wird

> „auf die Ausdifferenzierung der Gestik, der Mimik und der Sprechwerkzeuge sowie auf das Bilden der ersten Laute in der Lallphase und die sensorische Integrationsleistung vieler unterschiedlicher taktilkinästhetischer, motorischer und auditiver Reize verwiesen, um die Bedeutung dieser präverbalen Entwicklungszeit als Voraussetzung für die Sprachentwicklung und das Sprachverständnis herauszustellen" (Boenisch 2009, 24).

Zusammenfassend kann festgehalten werden, dass sich der Spracherwerb durch das Zusammenspiel von internen Faktoren (genetische Anlagen und biologische Reifung) und externen Einflüssen der Umwelt (v.a. die Kommunikation zwischen Eltern und Kind) realisiert. Dabei entwickeln sich die Kinder von sprachlichen Generalisten, die Sprache zunächst als akustischen Reiz wahrnehmen, nach dem 6. Lebensmonat hin zu sprachlichen Spezialisten, „die sich auf vielfältige Weise auf die Muttersprache und das sprachliche Umfeld einstellen und ihre sprachlichen Fähigkeiten ausbauen, verfeinern und nach und nach ausdifferenzieren" (Boenisch 2009, 22).

Mit Blick auf die spezifische *Kommunikationsentwicklung* lassen sich verschiedene Phasen beschreiben, die trotz aller Individualität in der zeitlichen und inhaltlichen Abfolge beobachtbar sind und entsprechend als Entwicklungsverlauf beschrieben werden können. Im Kontext der UK wird oft auf das fünfstufige Modell von Kane (1992, Rotter et al. 1992) verwiesen.

Auch wenn es sich um ein Stufenmodell handelt, bedeutet dies nicht, dass „ein Kind kontinuierlich eine Stufe nach der anderen erklimmt und die niedrigeren Stufen jeweils hinter sich lässt. Die Verhaltensweisen der neuen Stufen erweitern das verfügbare Kommunikationsrepertoire, sie ersetzen nicht die früheren“ (Kane 2010, 15). Kane beschreibt die Kommunikationsentwicklung anhand der Stufen vom (1) ungezielten, zum (2) gezielten Verhalten, über die (3) partnerbezogenen, zu den (4) konventionellen und schließlich den (5) symbolischen Äußerungen.

Der Beginn der sprachlichen Kommunikation wird als **(1) ungezieltes Verhalten** beschrieben. Bereits Neugeborene besitzen Fähigkeiten, die ihnen die Anpassung an die Welt ermöglichen, wenngleich stimmliche Kommunikation noch nicht möglich ist. Neugeborene produzieren nur vokalähnliche Grundlaute, die zudem noch eher Begleitprodukte der Atmung sind. Eine Veränderung der Laute geht entsprechend auf eine Veränderung der Atmung zurück. Auch das Verhalten der Säuglinge sowie ihre Tätigkeiten wie Saugen, Schreien oder sich Abwenden sind zunächst Reaktionen auf äußere Reize und nicht bewusste Handlungen, mit denen der Säugling etwas bezweckt (Gallé 2010). Diese früheste Kommunikation wird als ungezielt oder präintentional beschrieben. In dieser Phase spielt das Verhalten des Umfeldes insbesondere das der Eltern bzw. der privaten Bezugspersonen eine besondere Rolle. Die von Papoušek/Papoušek (1989) als intuitive elterliche Didaktik (IED) beschriebene Fähigkeit der Bezugspersonen, ihre kommunikativen Handlungen intuitiv und automatisch an die Fähigkeiten des Kindes anzupassen, ist Motor der Entwicklung. Dabei unterstellen Eltern vielfach ihren Kindern Mitteilungsabsichten und handeln entsprechend. Wiederkehrende Alltagssituationen bilden somit den Rahmen, in dem ein Kind Handlungsabläufe verstehen und selbst gestalten kann. Die Bezugspersonen stützen durch Rückkopplungsstrategien und Modellfunktionen die Sprachentwicklung von außen, ohne – und das ist die Besonderheit der IED – darin explizit unterrichtet worden zu sein. Dabei verfügen nicht nur Eltern über eine IED, sondern i. d. R. die meisten Menschen, indem sie z. B. Blickkontakt mit dem Säugling herstellen, ihr sprachliches Verhalten hinsichtlich Inhalt oder Modulation an die Situation anpassen oder versuchen, das kindliche Verhalten durch Mimik zu beeinflussen.

Etwa ab dem 5. Lebensmonat zeigen Säuglinge erste **(2) gezielte Äußerungen**, d. h., sie erkennen nach und nach den Zusammenhang zwischen dem eigenen Verhalten und Reaktionen der Umwelt. Dies geht einher mit der Entwicklung der Greifmotorik und der Fähigkeit, nun gezielt die Aufmerksamkeit von Bezugspersonen zu suchen. „Gezieltes Verhalten setzt voraus, dass das Kind um seine Bedürfnisse und Interessen weiß und gezielt danach handelt" (Kane 2010, 16). Die Aufmerksamkeit ist dabei noch entweder auf ein Objekt oder eine Person gerichtet, d. h. eine Aufteilung der Aufmerksamkeit ist noch nicht möglich. Erkennbar ist dies zum Beispiel, wenn ein Kind sich mit einem Gegenstand beschäftigt und angesprochen wird und dann mit der Fokusveränderung auf die Person den Gegenstand loslässt und nicht weiter beachtet. Versucht das Kind in dieser Phase, einen entfernten Gegenstand zu erreichen, so ist dies auch noch nicht als Hilfe-Appell an eine andere Person zu verstehen.

Im Rahmen dyadischer und triadischer Interaktionen lernen die Kinder jedoch allmählich, die Aufmerksamkeit und das Verhalten ihrer Bezugspersonen zunehmend gezielter zu beeinflussen, auch wenn sich hier noch nicht immer eindeutig zuordnen lässt, ob ein gezeigtes Verhalten (z. B. Blickkontakt) lediglich von den Bezugspersonen als kommunikativ interpretiert wird oder ob es bereits absichtsvoll eingesetzt wird (Müller et al. 2021). Zum Abschluss dieser Phase schließt sich die Erkenntnis an, dass Personen dabei helfen können, Objekte zu erreichen, was als entscheidender Schritt für die Entwicklung von „intentionaler Kommunikation" gesehen werden kann. Sprachlich fällt dies mit dem Beginn der sogenannten „Lallperiode" zusammen.

Menschen, die vorsprachlich bzw. präintentional auf den ersten beiden Stufen kommunizieren, drücken sich vorwiegend über Körpersprache aus. Entsprechend sind diese Menschen sehr auf die Interpretation und die Deutung des kommunikativen Verhaltens durch die Bezugspersonen angewiesen.

Leber (2020) beschreibt differenziert fünf Phasen der präintentionalen Kommunikationsentwicklung, welche bei der Einschätzung des gezeigten kommunikativen Verhaltens eine Orientierung sein können.

1. *Sich selbst wahrnehmen*
   Hier ist nicht immer für Außenstehende ersichtlich, was eine Person mag bzw. als nicht angenehm empfindet. Zudem kann offenbleiben, ob Angebote überhaupt wahrgenommen werden können oder ob nur nicht auf sie reagiert werden kann.
2. *Personen, Dinge und Handlungen wahrnehmen*
   In dieser Phase erfolgt eine zunächst noch unbewusste Steuerung der Kommunikation durch Reaktionen auf Angebote. Zunehmend zeigen die Personen dabei einen „aufmerksamen Blick" (Leber 2020, 171).
3. *Personen, Dinge und Handlungen wahrnehmen und als unangenehm oder angenehm bewerten*
   Hier wird die Reaktion auf positive, negative oder neutrale Angebote

deutlicher beobachtbar. Dadurch bedingt können die KommunikationspartnerInnen ihr Verhalten mehr und mehr (z. T. intuitiv-unbewusst, aber auch bewusst) an das Verhalten der Person anpassen.

4. *Personen, Dinge und Handlungen einfordern*
Durch die zunehmend *passenderen* Reaktionen der KommunikationspartnerInnen erlernen die Personen, dass sie Handlungen und Dinge beeinflussen können. Beobachtbar sind z. B. das Wiederholen einer Handlung, das Verfolgen einer Handlung oder eines Gegenstandes mit dem Blick oder mimische Reaktionen, die Freude oder Enttäuschung spiegeln.
5. *Personen, Dinge und Handlungen auswählen*
Durch den Erwerb eines vorausschauenden Situationsverständnisses gelingt es den Personen zunehmend, sich zwischen Angeboten, Dingen oder Personen zu entscheiden. Basis ist dabei weiterhin die individuelle Bewertung, ob ein Angebot als angenehm oder nicht erlebt wurde und wird.

Die Phase der präintentionalen Kommunikation ist üblicherweise vor Ende des ersten Lebensjahrs abgeschlossen, wenngleich die Personen dann noch nicht über Verbalsprache verfügen. Diese entwickelt sich erst in der Folge mit einer Zunahme von situationsunabhängigen Kommunikationsformen und -möglichkeiten.

Als entscheidender Meilenstein für die weitere Entwicklung der Kommunikation wird von Kane (1992) sowie weiteren AutorInnen die Entwicklung der Joint Attention angesehen (Tomasello 2009, Garbe 2015). Die Joint Attention (geteilte Aufmerksamkeit) beschreibt eine kognitive Fähigkeit, die es Kindern ermöglicht, ihre Aufmerksamkeit auf Dinge und GesprächspartnerInnen aufzuteilen und so **(3) partnerbezogene Kommunikation** ermöglicht. Zollinger (1997) sieht darin den eigentlichen Ursprung für die Verständigung mittels Sprache, da die Kinder sich nun nicht mehr lediglich *mit Dingen beschäftigen*, sondern ihr Interesse an ihnen mit ihrer Umwelt zu teilen beginnen und *darüber in den Austausch* treten. Etwa ab dem 8. bis 9. Lebensmonat beobachten Kinder nun Objekte und kommunizieren darüber mit PartnerInnen durch Mimik, Gestik und Laute. Erkennbar ist dies v. a. am triangulären Blick und dem zunehmenden Verständnis von Wörtern als sprachliche Symbole für bestimmte Dinge und Gegenstände, selbst wenn die Wörter zu diesem Zeitpunkt noch nicht aktiv gesprochen werden (Boenisch 2009). Hilfreich in dieser Phase sind die sich entwickelnden motorischen Fähigkeiten der Kinder. Diese ermöglichen es einerseits, Dinge zu erreichen, die nicht im direkten Umfeld sind, und unterstützen zum anderen auch die weitere sprachliche sowie kognitive Entwicklung, da nun vermehrt Entscheidungen getroffen werden müssen, Auswahlsituation entstehen und Neues selbst exploriert und entdeckt werden kann. Oftmals wird ab diesem Entwicklungsschritt von intentionaler Kommunikation im engeren Sinne gesprochen, da nun Mitteilungsabsichten erkennbar werden. Im Unterschied zu der Phase des gezielten Verhaltens versuchen Kinder hier, aktiv andere Personen zu beeinflussen, um ihnen z. B. einen Gegenstand zu geben. Erkennbar ist dies neben dem triangulierenden Blick an einer gewissen Hartnäckigkeit in der Kommunikation sowie einem Wechsel der Kommunikationsformen (z. B. Ergänzung der Zeigegeste durch Lautieren).

Es schließt sich die Phase der **(4) Konventionellen Äußerungen** an, in der die Kommunikation mithilfe konventioneller Signale, z. B. Zeigegesten realisiert wird. Zeitgleich mit der Produktion der ersten Wörter werden die bisherigen genutzten individuellen oder ritualisierten Gesten von ersten repräsentationalen Gesten (z. B. Kopfschütteln oder Nicken) abgelöst. Dann bauen Kinder zunehmend einen rezeptiven Wortschatz auf, der in dieser Phase jedoch deutlich über die aktiv produzierten Wörter hinausgeht. Mit etwa einem Jahr verstehen Kinder bereits kontextabhängig ca. 100 bis 150 Wörter und einfache Sätze (Grimm 2003). Etwa im ersten Halbjahr des zweiten Lebensjahres beginnt das Kind dann damit, zunehmend rasant einen aktiven Wortschatz aufzubauen und diesen zu erweitern, wenngleich das Sprachverstehen auch hier noch das aktive Nutzen von Sprache übersteigt. Doch auch mit nur wenigen Wörtern oder auch mit überwiegend gestischen und mimischen Mitteln nutzen Kinder bereits jetzt unterschiedliche Kommunikationsfunktionen wie das Stellen einer Frage, die Äußerung eines Kommentars oder eines Appells (Kane 2021).

Die Ausdifferenzierung der Sprache entwickelt sich v. a. dann günstig, wenn das Kind vielfältige sprachliche Rückkopplungen durch die Bezugspersonen sowie korrektives auditives Feedback erhält und die Verwendung und den Einsatz von Sprache in sinnvollen und individuell bedeutsamen Kontexten erlebt. Bereits zum Ende des zweiten Lebensjahres werden Zwei-Wort-Äußerungen getätigt, wodurch das sprachliche Spektrum der Kinder sich auch durch eine Verfeinerung von Intonation, Mimik und Gestik ungemein erweitert.

Kane bezeichnet die Phase, in der Kinder vermehrt Sprache selbst nutzen, als Phase der **(5) Symbolischen Äußerungen**, die vor allem durch die Nutzung von gesprochener Sprache gekennzeichnet ist. Worte werden nun stellvertretend für Objekte, Personen, Handlungen etc. in ihrer symbolischen Funktion genutzt. Zeigegesten bleiben dennoch ein wichtiges Kommunikationsmedium, die Lautsprache als überwiegendes Mittel zur Kommunikation wird üblicherweise erst ab ca. dem 20. Lebensmonat eingesetzt.

Leber (2009b) beschreibt in ihren Materialien für die Diagnostik und Interventionsplanung die Stufen der kommunikativen Entwicklung orientiert an Kane mit einer einfachen, selbsterklärenden Begrifflichkeit. So entwickelt sich die Kommunikationskompetenz von der Stufe „Ich“ (ungezieltes Verhalten), über „Ich und Du“ (intentionales Verhalten), „Ich und Du und die Dinge“ (partnerbezogene Kommunikation) hin zu „Ich und Du und die Dinge und ein Symbol“ (konventionelle Äußerungen und symbolbasierte Kommunikation“. Danach erfolgt noch die weitere Stufe „Explosion des Vokabulars“, welche den Übergang zu einer erweiterten Kommunikationskompetenz darstellt (Abb. 4). Für die Stufen benennt Leber spezifische kommunikative Funktionen, die üblicherweise erlernt, genutzt und entsprechend beobachtet werden können.

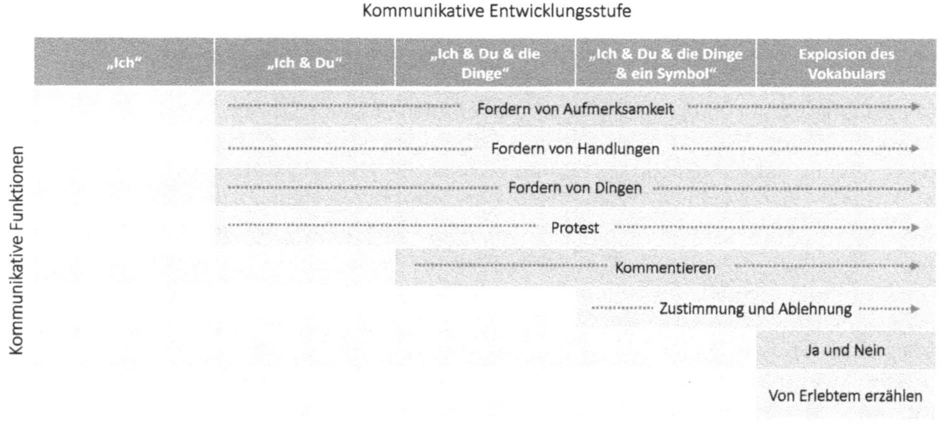

Abb. 4: Kommunikative Entwicklungsstufen und Kommunikationsfunktionen (in Anlehnung an Leber 2009a)

Mit Blick auf den Spracherwerb wurde lange Zeit die These vertreten, dass insbesondere die frühe sprachliche Kommunikation bei Kindern vorwiegend durch Substantive geprägt ist. Mehrere Studien (Kauschke 1999, 2012, Szagun 2001, 2002) zeigen dagegen, dass diese These nicht haltbar ist. Vielmehr nutzen Kinder bereits früh unterschiedliche Wortarten wie Substantive, Adverbien, Präpositionen und auch Verben und Adjektive. Diese Ergebnisse gelten dabei nicht nur für regelentwickelte Kinder, sondern sind auch für Kinder mit Behinderung bestätigt worden (Boenisch/Sachse 2007, Boenisch 2008).

Mit ca. zwei Jahren verfügen Kinder über einen Wortschatz von ca. 250 aktiv genutzten Wörtern. Ab dem 3. Lebensjahr werden dann vermehrt Drei- und Mehr-Wortäußerungen getätigt. Parallel zur Lautsprache entwickeln Kinder Vorläuferfertigkeiten und Kenntnisse im Kontext des Schriftspracherwerbs, indem sie ihr Symbolverständnis ausweiten, frühe Kritzelerfahrungen motorisch bewerkstelligen können und schließlich die Funktion der Schriftsprache entdecken. Auch der Schriftspracherwerb beginnt folglich deutlich früher als mit dem Schuleintritt und umfasst unterschiedlichste Aspekte der Auseinandersetzung mit Schriftsprache (Sachse/Willke 2013). Unter dem Begriff „Literacy" werden diese frühen Erfahrungen sowie der Schriftspracherwerb im engeren Sinne gebündelt. Dies ist insbesondere deshalb so relevant, da die Schriftsprache für Menschen mit Bedarf an UK die freieste und unabhängigste Möglichkeit zur Kommunikation darstellt und aus diesem Grund von Anfang an in der UK-Diagnostik und Interventionsplanung mitgedacht werden sollte (Sachse 2020). Andersherum gilt, dass solange eine u.k. Person noch nicht über schriftsprachliche Fertigkeiten verfügt, bestehen immer Abhängigkeiten von den Inhalten und der Gestaltung der jeweiligen Kommunikationshilfe (Scholz/Stegkemper 2018, Lüke/Vock 2019).

Entscheidend für UK-Interventionen ist zusammenfassend die Erkenntnis, dass sich der Spracherwerb bei Kindern mit und ohne Behinderung also nicht *grundsätzlich* unterscheidet. Allerdings ist er durch eine erhebliche Variabilität und Heterogenität mit Blick auf den individuellen Verlauf gekennzeichnet (Aktas et al. 2012). Bedingt durch eine möglicherweise vorhandene körperliche oder kognitive Beeinträchtigung ergeben sich dann Unterschiede in der Realisierung und den Möglichkeiten zum Einsatz von Lautsprache. Die Sprachentwicklung sowie weitere Kompetenzen und Entwicklungsschritte stehen ferner in einem engen Zusammenhang mit der Entwicklung von Motorik, Sensorik und Kognition (Abb. 5).

Existiert eine Beeinträchtigung in einer der Ecken des Dreiecks, so hat dies auch Auswirkungen auf die anderen Bereiche. Boenisch (2009) gibt einen differenzierten Überblick über die Sprachentwicklung und entsprechende Besonderheiten von Kindern mit Körperbehinderung sowie die Einflüsse der veränderten motorischen Entwicklung. Diese betreffen den Erwerb spezifischer sprachlicher und kommunikativ-pragmatischer Kompetenzen. Erschwert wird die Entwicklung zusätzlich durch sich ergebende Interaktionsprobleme mit der Umgebung durch die zugrunde liegende Beeinträchtigung. So zeigen Eltern von Kindern mit Beeinträchtigungen oftmals nicht das gleiche entwicklungsförderliche Interaktionsverhalten. Dies bedingt sich u.a. durch eine Irritation aufgrund der veränderten Entwicklungsbedingungen der Kinder, die bei den Eltern z.B. weniger intuitive Kontakte, eine fehlende Anpassung

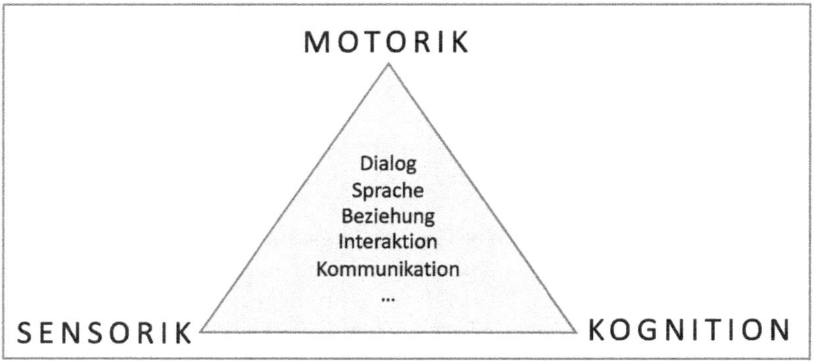

Abb. 5: Zusammenhang der Entwicklung im Bereich Motorik, Sensorik und Kognition

des Verhaltens oder Unverständnis mit Blick auf das kommunikative Verhalten (Sarimski 2009) bewirken können. Nonn (2011b) verweist dahingehend auf die Asymmetriehypothese für den Spracherwerb unterstützt kommunizierender Kinder, die besagt, dass die Sprachentwicklung von Kindern mit Beeinträchtigung eben asymmetrisch im Vergleich zu nicht beeinträchtigten Kindern verläuft. Konkret ist damit gemeint, dass die Sprachentwicklung deutlich von der physiologischen Entwicklung abweicht und (durch die fehlenden Möglichkeiten zur expressiven Sprache) die Sprache vorwiegend rezeptiv erlernt wird, u. a. auch weil Modelle für den eigenen alternativen Spracherwerb über eine Form von UK fehlen (Sachse/Boenisch 2009).

Insbesondere aufgrund der Entwicklungserschwernisse ist vor allem eine früh beginnende Kommunikationsförderung nicht nur mit Blick auf diesen Entwicklungsbereich relevant, sondern gleichsam im Sinne der ganzheitlichen Unterstützung ein Motor von Entwicklung.

Entsprechend ist es „unverzichtbar, neben Kenntnissen der kognitiven und der rezeptiven bzw. potentiell expressiven Sprachkompetenzen so viel wie möglich über die motorischen Möglichkeiten, die Sinnesfunktionen, die Wahrnehmungsfähigkeiten, die emotionalen Bedingungen und das soziale Umfeld eines Menschen, der auf UK angewiesen ist, zu wissen“ (Weid-Goldschmidt 2013, 22).

Fähigkeitskontinuum

Ein weiterer Zugang zu Menschen mit Bedarf an UK und der Frage nach deren individueller Unterstützung kann mittels des sogenannten Fähigkeitskontinuums vorgenommen werden. Es wurde von Dowden (1999, 2004) entwickelt und dient der Einschätzung der expressiven Fähigkeiten von Menschen, die unterstützt kommunizieren. Aussagen bezüglich des rezeptiven Wortschatzes, der kognitiven Fähigkeiten oder auch der Entwicklungspotentiale werden hier nicht gegeben. Je *freier* eine Person kommuniziert, desto größer ist deren *kommunikative Unabhängigkeit*. Unabhängigkeit bezieht sich dabei sowohl auf die individuellen Kommunikationshilfen als auch auf den Kontext und die KommunikationspartnerInnen.

Im Original werden die Stufen abhängige, moderierte und freie Kommunikation unterschieden:

- **Abhängige Kommunikation** bezieht sich sowohl auf die Abhängigkeit von den GesprächspartnerInnen *und* vorbereiteten Situationen mit den Kommunikationshilfen. Abhängig kommunizierende Personen haben (noch) keine reliable, d. h. *passende* Methode zur expressiven Kommunikation auf symbolischer Stufe entwickelt. Die Personen sind damit in hohem Maße von ihren KommunikationspartnerInnen *abhängig*, weil sie sich z. B. nahezu ausschließlich über körpereigene Zeichen mitteilen, welche erst von den KommunikationspartnerInnen interpretiert und verbalisiert werden müssen. Von den KommunikationspartnerInnen erfordert das eine gute Kenntnis der Person sowie eine hohe Sensibilität. Auf der anderen Seite ist die Abhängigkeit von der richtigen Interpretation bzw. dem korrekten Verständnis auf der Seite der u. k. Personen dadurch besonders hoch. Die Abhängigkeit der Personen ist dabei nicht zwangsläufig Ausdruck von z. B. kognitiven Einschränkungen, sondern ergibt sich kontextuell aus dem komplexen Zusammenspiel der drei Aspekte Kommunikationshilfe, Kontext und KommunikationspartnerInnen (Abb. 6).

Limitierend können zudem z. B. fehlende oder nicht passende Ansteuerungsmöglichkeiten, bisher nicht erkannte Wahrnehmungsbeeinträchtigungen des Hörens oder des Sehens, aber auch geringe Erwartungen des Umfelds an die Kommunikationsfähigkeiten der Person und eingeschränkte Möglichkeiten zur Kommunikation sein (Dowden 1999, 2004).

Mit zunehmender kommunikativer Entwicklung und/oder einer passenden Versorgung nimmt die Abhängigkeit ab, indem z. B. mehr Begriffe mit Symbolen ausgedrückt werden können und sich der Kreis der KommunikationspartnerInnen erweitert, die die Person verstehen.

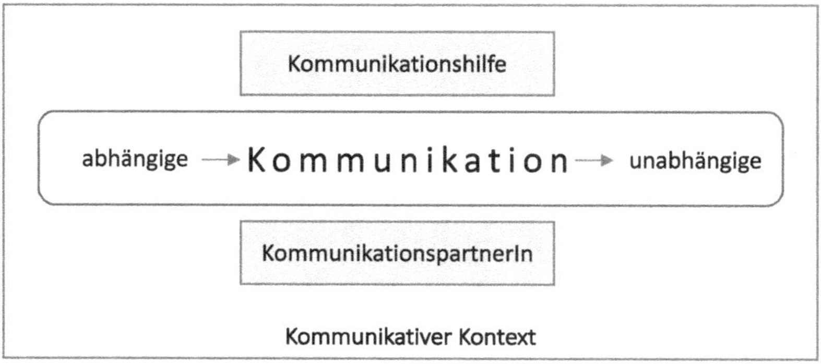

Abb. 6: Abhängigkeiten in der Kommunikation

- **Moderierte Kommunikation** wird von Dowden als context-dependent-communication beschrieben. Darunter können Situationen verstanden werden, in denen bestimmte KommunikationspartnerInnen den gemeinsamen Austausch *moderieren* können. Personen auf dieser Stufe verfügen über symbolische Kommunikation und eine passende Kommunikationshilfe. Allerdings ist die Kommunikation noch auf bestimmte KommunikationspartnerInnen beschränkt, die Hilfestellung geben, um z. B. auf der Kommunikationshilfe die passenden Worte zu finden. Limitierend wirken hier z. B. ein eingeschränktes zur Verfügung stehendes Vokabular, fehlende Möglichkeiten, Kommunikation in Alltagssituationen zu üben, wenig Erfahrung in der Kommunikation mit unbekannten KommunikationspartnerInnen sowie umfeldbedingten Einschränkungen wie Vorbehalte gegenüber technischen Lösungen (Dowden 2004).
- **Freie Kommunikation** schließlich ist charakterisiert durch die Möglichkeit, Gefühle, Meinungen, Wünsche und Gedanken unabhängig von einer vertrauten Bezugsperson und Situation auszudrücken. Dowden (2004) beschreibt dies als "the ability to communicate anything on any topic to anyone in any context" oder wie Burkhart/Porter (2015, o. S.) formulieren: „being able to say whatever I want to say, to whoever I want to say it to, whenever I want to say it". Zentral für freie Kommunikation ist die Möglichkeit, sich über Schriftsprache auszudrücken, da nur die Schriftsprache es ermöglicht, jeden Gedanken unabhängig von durch Symbole repräsentierten zur Verfügung gestelltem Vokabular zu formulieren. Entsprechend stellen Limitationen auf der Stufe der freien Kommunikation fehlende schriftsprachliche Kompetenzen oder mangelnde Möglichkeiten einer Kommunikationshilfe zur Produktion von Inhalten mit Schriftsprache dar (Dowden 2004).

Das Fähigkeitskontinuum kann als bedeutende Orientierung gesehen werden, da es alle für die Kommunikation relevanten Bereiche integriert und nicht nur ein Kompetenzniveau einer Person angibt. Vielmehr werden deren Fähigkeiten immer auch in Bezug zu den Fähigkeiten des Umfeldes und der Gestaltung des Kontexts gesetzt. Das Fähigkeitskontinuum ist sowohl im Kontext der engeren Diagnostik, als auch übergreifend bei der Interventionsplanung nutzbar.

Sachse und Bernasconi (2020) zeigen orientiert am Fähigkeitskontinuum anhand der Darstellung des sogenannten UK-Kontinuums, dass gilt: Je abhängiger eine Person in ihrer Kommunikation ist, desto wichtiger sind Kontext und Bezugspersonen, die Kommunikationssituationen gestalten (Abb. 7).

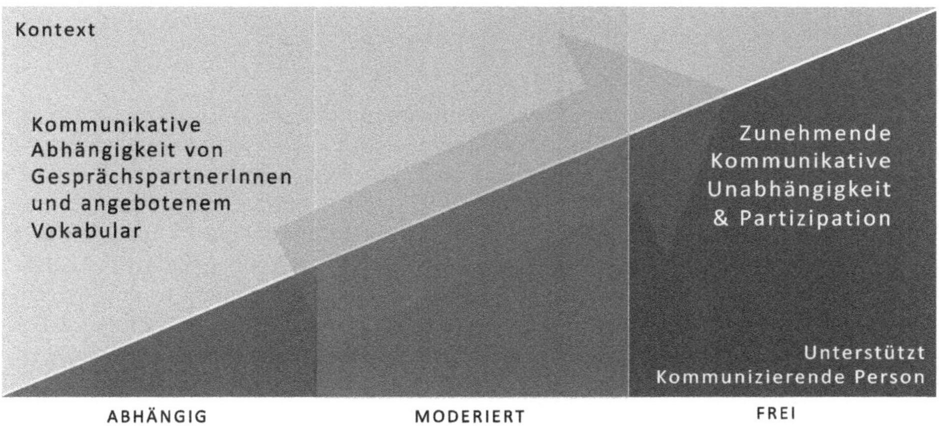

Abb. 7: Das UK-Kontinuum

Dabei spielen Anerkennung, adäquates Vokabular und adäquate Kommunikationsformen sowie vielfältige bedeutsame Interaktionen eine wichtige Rolle. Mit zunehmend freier werdender Kommunikation verringert sich die Abhängigkeit vom Umfeld dann immer weiter. Eine umfassend frei kommunizierende Person ist nahezu nicht mehr auf den Kontext angewiesen, um im Alltag sinnvolle Kommunikationssituationen aktiv zu gestalten und jegliche Kommunikationsbedürfnisse zu äußern.

Zusammenfassend ergibt sich in den vorgestellten Modellen ein zwar z. T. unterschiedlich bezeichnetes, jedoch inhaltlich überlappendes Bild der Kommunikationsentwicklung, die sich von der präintentionalen über die intentionale bis hin zur symbolischen Kommunikation vollzieht (Abb. 8).

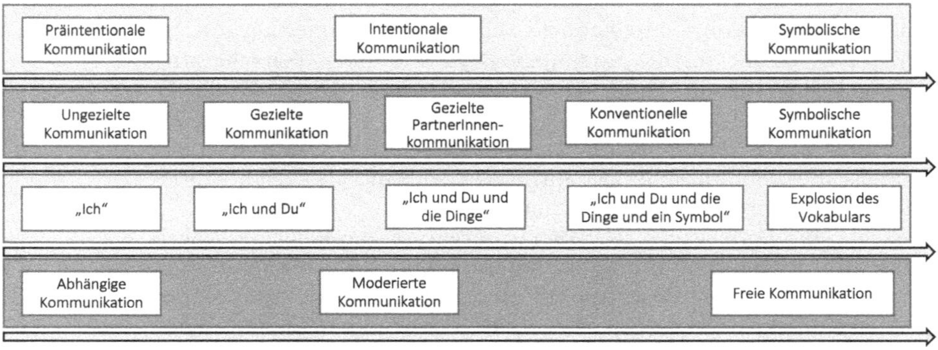

Abb. 8: Stufen der kommunikativen Entwicklung

Teilhabeorientierung

Der Zusammenhang zwischen Kommunikation und Teilhabe ist ein sich gegenseitig beeinflussender. Teilhabe an sozialen Situationen wird durch Kommunikation ermöglicht und verbessert. Gleichsam ist für eine erfolgreiche Kommunikation die Teilhabe an sozialen Situationen essentiell (Lage 2016). Teilhabe ist als Interventionsziel jedoch nur schwer zu fassen und zu planen, da unterschiedliche Vorstellungen darüber existieren, was mit Teilhabe gemeint ist und der Begriff nicht trennscharf von dem der Partizipation abgegrenzt ist (Schwab 2016, Bernasconi 2022). Zudem ist Teilhabe nur bedingt zu operationalisieren bzw. eine Operationalisierung von Teilhabe durch ein Messinstrument betrifft ggf. nur einzelne Bereiche der komplexen Lebenssituation eines Menschen. Der Versuch, Teilhabe genauer zu fassen, wird auch von der 2001 von der Weltgesundheitsorganisation (WHO) veröffentlichten „International Classification of Functioning, Disability and Health" (ICF) unternommen. Hier wird im Kern gefragt, was eine Person in welchen Situationen ‚behindert'. Die ICF kann aus verschiedenen Gründen als Neujustierung und maßgebliche Veränderung im Bereich der Sichtweise von Teilhabe und Behinderung gesehen werden. Behinderung fungiert in der ICF als allgemeiner Oberbegriff, der ein mehrdimensionales Phänomen bezeichnet, welches aus der Interaktion von Menschen und ihrer materiellen und sozialen Umwelt resultiert (Deutsches Institut für medizinische Dokumentation und Information DIMDI 2005). Teilhabe wird so zum zentralen Begriff innerhalb der Klassifikation, da Behinderung eben als Einschränkung der Teilhabe angesehen wird (Schmidt/Dworschak 2011) und nicht als kausale Folge einer individuellen Schädigung. Vielmehr entstehen Behinderungen aus der Relation zwischen einem Individuum, seiner individuellen Disposition und der Gestaltung der individuellen Umwelt (Bernasconi/Böing 2016).

Die ICF-Klassifikation überwindet damit die Vorstellung von eindeutigen medizinischen oder sozialen Ursachen für Behinderung zugunsten eines bio-psycho-sozialen Modells der Funktionsfähigkeit und Behinderung (Abb. 9). **Bio**-*psycho*-sozial meint dabei, dass eine Behinderung als Folge bzw. im Zusammenspiel von **körperlichen**, *psychologischen* und sozial-gesellschaftlichen Faktoren entsteht.

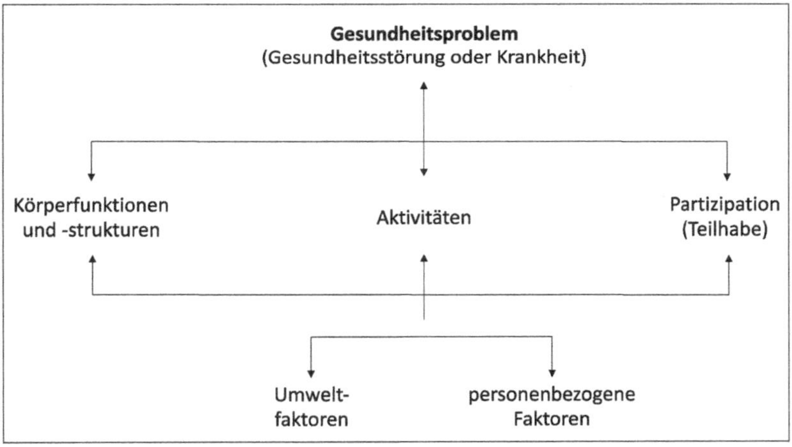

Abb. 9: Bio-psycho-soziales Modell der ICF (DIMDI 2005)

Übertragen auf den Kontext der UK bedeutet dies, dass z.B. eine u.k. Person in ihrem vertrauten Umfeld mit einer alternativen Kommunikationshilfe keine Teilhabeprobleme hat, ihre Gedanken, Ideen und Wünsche äußern kann und folglich nicht als ‚behindert' betrachtet wird. Verändert sich jedoch der Kontext derart, dass die Person mit einem Umfeld konfrontiert ist, welches ihre Kommunikationsbesonderheiten nicht kennt, und in dem ggf. die alternative Kommunikationshilfe nicht vorhanden ist, z.B. bei einem Notfall mit folgendem Krankenhausaufenthalt, entsteht durch die eingeschränkten kommunikativen Partizipationsmöglichkeiten erst Behinderung. Der gesundheitliche Zustand mit Blick auf die Kommunikation ist dabei bei der Person in beiden Situationen unverändert.

Die Besonderheit des bio-psycho-sozialen Modells von Behinderung liegt darin, dass es die körperlichen Schädigungen miteinbezieht, jedoch nicht alleine darauf fokussiert, sondern den Blick auf die Kontextfaktoren lenkt. Dies macht die ICF auch für die UK so interessant, da das Grundverständnis besagt, dass letztlich die (materielle und personelle) Beschaffenheit der Umwelt die Funktionsfähigkeit und die Teilhabemöglichkeiten eines Menschen maßgeblich beeinflusst (Hollenweger 2006). Auch bei Menschen mit Bedarf an UK ist die ggf. vorhandene körperliche Schädigung in der Regel allenfalls in Teilen (z.B. bei der Frage nach Ansteuerungsmöglichkeiten) im Rahmen von Diagnostik und Interventionen relevant. Vielmehr steht die Partizipation der Person an individuell bedeutsamen Aktivitäten und Situationen ihres alltäglichen Lebens im Mittelpunkt der pädagogisch-therapeutischen Arbeit (McNaughton et al. 2019, 10).

In der ICF und ihrer besonderen Struktur wird deshalb zunehmend auch für UK-Interventionen ein Potential gesehen (Grötzbach/Iven 2009). Dies realisiert sich auf unterschiedlichen Ebenen: (1) kann eine bessere Verständigung der beteiligten Professionen durch eine **gemeinsame Sprache** erreicht werden. (2) kann die ICF im Rahmen von Prozessen der **Hilfsmittelversorgung** oder der Beantragung von Rehabilitationsleistungen genutzt werden und (3) kann sie dabei helfen, das eigene Vorgehen im Rahmen der **Interventionsplanung** besser zuzuordnen, abzugrenzen und zu strukturieren. „Mit Hilfe des bio-psycho-sozialen Modells und der ICF lässt sich so verorten, an welcher Stelle Hilfebedarf entsteht, und mit Hilfe der ICF kann der Hilfebedarf entsprechend dokumentiert werden“ (Fittje 2019, 290).

Die ICF liefert so die Möglichkeit, UK nicht als rein technische oder additive Unterstützung im Sinne eines Hilfsmittels zu sehen. Vielmehr erhält UK ihren Platz im Rahmen der individuellen Lebenswelt der betreffenden Person und ihres Umfelds und wirkt dort mit dem Ziel verbesserter Alltagskommunikation und damit verbundenen erweiterten Möglichkeiten zur Partizipation (Bernasconi/Sachse 2019). Dies entspricht auch dem in der UK geforderten Paradigmenwechsel mit einem verstärkten Fokus auf die sozialen Aspekte und Teilhabe (Klang et al. 2016, Pless/Granlund 2012). Konkret rücken so vor allem individuell bedeutsame Situationen in den Mittelpunkt der Interventionsplanung (Light/McNaughton 2015, McNaughton et al. 2019, Bernasconi/Sachse 2019).

Die große Bedeutung der ICF für die UK lässt sich auch daran ablesen, dass sie im internationalen Raum bereits sehr viel selbstverständlicher verwendet wird. Fried-Oken und Granlund (2012, 1) formulieren: „The ICF fits our international AAC community like an old shoe that we have been wearing for many years“. An anderer Stelle wird betont, dass die ICF vor allem deshalb für den Kontext der UK so sinnvoll erscheint, da „in the field of AAC, the importance of broader outcomes with a focus on participation and use of communication skills in interaction with others is emphasized“ (Klang et al. 2016, 46).

Es ist vor allem der starke Bezug zur Teilhabe und die Betrachtung der gesamten Lebenswirklichkeit einer Person, welche das ICF-Modell für das Feld der UK so passend macht, denn:

> „This key feature of the model is also the underlying premise of AAC clinical practice [...which] highlights the interaction between individuals who use AAC and the key role that environmental factors play in communication interventions" (Raghavendra et al. 2007, 355 f.).

Teilhabemöglichkeiten von u.k. Personen realisieren sich somit im „Spannungsfeld zwischen Möglichkeitsstrukturen in der Gesellschaft und individuellen Voraussetzungen der unterstützt kommunizierenden Personen und ihrem Umfeld" (Bernasconi/Terfloth 2020, 38).

Mit der ICF liegt damit ein Modell vor, welches für die Planung und Umsetzung von systematischen UK-Interventionen ein Gerüst bietet, welches mit der individuellen Lebenswelt der unterstützt kommunizierenden Personen und ihres Umfelds inhaltlich gefüllt werden muss. Dazu kann die Unterscheidung unterschiedlicher Ebenen von Sprache hilfreich sein, die durch das Modell von Inhalt, Form und Funktion von Kommunikation beschrieben wird.

Inhalt, Form und Funktion von Sprache und Kommunikation

Nach Bloom/Lahey (1978) kann Sprache in drei Domänen gegliedert werden, die sich überschneiden und beeinflussen und Menschen letztlich die Möglichkeit geben, Sprache zu verstehen und zu nutzen. Die Domänen werden als Inhalt von Sprache, Form von Sprache und Funktion bzw. Nutzung von Sprache (im Original „use") bezeichnet.
Bloom und Lahey definieren die Domänen wie folgt:

- Die **Form** beschreibt die Regeln, nach denen Sprache produziert wird, und bezieht dabei die grundlegenden sprachwissenschaftlichen Ebenen Phonologie, Morphematik und Syntax mit ein. Aspekte von Syntax betreffen die Frage, wie Worte zu einem Satz kombiniert werden, morphematische Aspekte betreffen die Einheiten der jeweiligen Sprache, die in Kombination Wörter bzw. Wortarten bilden, und Phonologie bezieht sich auf die Aussprache und den Klang der Worte.
- Der **Inhalt** bezieht sich auf den Wortschatz, d.h. die Anzahl der Wörter, die eine Person kennt, nutzt und in Beziehung zueinander setzen kann.
- Die **Nutzung** schließlich bezieht sich auf die Ebene der Pragmatik, d.h. den sozialen Gebrauch von Sprache, was zum einen den Einsatz

in sozialen Situationen meint, aber auch das Wissen über soziale Regeln der Kommunikation.

Als **mögliche Probleme beim Spracherwerb** auf den einzelnen Ebenen werden benannt:

- **Form**: reduziertes Verständnis grammatikalischer Regeln bzw. falsche Nutzung von Grammatik (z. B. Satzbauprobleme bei Fragen, falsche Kombination von Wörtern in Sätzen), Schwierigkeiten bei der Artikulation.
- **Inhalt**: reduziertes zugängliches aktives wie passives Vokabular, verlangsamtes Erlernen neuer Wörter, Schwierigkeiten, das richtige Wort zu finden, Schwierigkeiten in der Kategorienbildung
- **Nutzung**: Schwierigkeiten beim Eröffnen und Schließen von Konversationen, eingeschränkte Fähigkeiten zum turn-taking (Sprecherwechsel), Schwierigkeiten beim Fragen nach Hilfe, Verständnisprobleme von Sarkasmus, Ironie, Humor oder Mehrdeutigkeiten, fehlendes Verständnis für spezifische Kommunikationssituationen

Das Modell von Bloom und Lahey ist im Kontext der UK aufgegriffen und adaptiert worden. Dabei wird beschrieben, dass Kommunikation ebenso wie Sprache von drei bedeutsamen Faktoren bestimmt ist: Der Inhalt beschreibt hier das Thema, also, das, was eine Person sagen möchte, egal in welcher sprachlichen Modalität. Inhalte von Kommunikation können z. B. Erzählungen über Orte, Personen, Dinge, Gefühle sein, aber auch Strategien der Gesprächssteuerung und Floskeln bzw. Small Talk. Die Form konkretisiert dann die Modalität bzw. die spezifische Form von Kommunikation, die verbal, nonverbal oder unterstützt erfolgen kann. Entsprechend sind hier alle Formen von Kommunikation von körpereigenen bis zu elektronischen Kommunikationsformen zu bedenken. Die Funktion beschreibt schließlich den Grund einer kommunikativen Äußerung und bezieht sich auf die pragmatischen Elemente von Kommunikation. Mögliche Kommunikationsfunktionen sind z. B. Handlungen wie Fordern oder Steuern, Protestieren, Kommentieren oder Fragen. (Abb. 10)

Ebenso wie im ursprünglichen Modell überlappen sich die Ebenen und geben zusammengenommen ein Bild der kommunikativen Fähigkeiten einer Person. Das Modell *Inhalt-Form-Funktion* von Kommunikation kann dabei gleichsam für diagnostische Zwecke, als auch im Sinne der Interventionsplanung genutzt werden. Letztlich wird so der „multimodale Ansatz“ (Bergeest/Boenisch 2019, 122) der UK, d. h. die Bereitstellung von individuellen Kommunikationsmöglichkeiten und -formen für unterschiedliche Situationen im Alltag, maßgeblich unterstützt. Zudem kann ein Bild einer Person erstellt werden, das nicht lediglich Einschränkungen fokussiert, sondern gleichsam auch deutlich macht, über welche Fähigkeiten eine Person bereits verfügt.

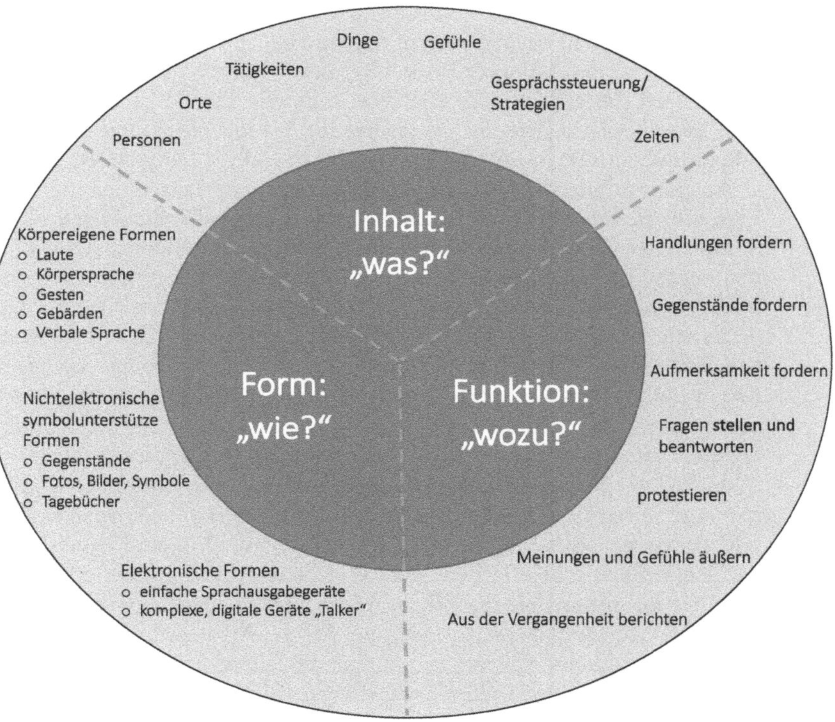

Abb. 10: Inhalt-Form-Funktion (in Anlehnung an: Staatsinstitut für Schulqualität und Bildungsforschung 2021, 5–2)

Zusammenführung der Aspekte: Das Modell der kommunikativen Kompetenz

Aus den bisherigen Ausführungen ergibt sich, dass der geforderte mehrdimensionale Blick auf Kommunikation weniger eine Beschreibung der Kommunikationsbeeinträchtigungen benötigt als vielmehr eine genaue Analyse der ***kommunikativen Kompetenz*** einer Person mit Bedarf an UK. Dabei stellt sich die Frage, wie diese so definiert werden kann, dass die spezifischen Fähigkeiten unterstützt Kommunizierender detailliert und umfassend beschrieben werden können. Bereits 1989 legt Light dahingehend ein *Modell von kommunikativer Kompetenz* vor, das sich auf die spezifische Lebens- und Kommunikationswirklichkeit von u.k. Menschen bezieht (Light 1989). Das Modell fokussiert dabei Alltagssituationen und nimmt neben der Vermittlung von Inhalten zwischen KommunikationspartnerInnen auch weitere Aspekte auf, die einen Einfluss darauf haben, ob Kommunikation und Interaktion als beiderseitig gelingend erlebt wird. Dieses Modell wird von Light in den Folgejahren weiterentwickelt und ausdifferenziert (Light 2003, Light/McNaughton 2015) und kann heute als international anerkanntes Modell angesehen werden.

Ausgangspunkt der Überlegungen ist die Frage, wann eine unterstützt kommunizierende Person als kompetenter GesprächspartnerIn wahrgenommen wird? Light (1989) erläutert hier: Eine unterstützt kommunizierende Person wird dann als kompetent wahrgenommen, wenn Alltagskommunikation gelingt, d.h. wenn die Person ihre Kommunikationsform(en) adäquat und entsprechend der Erfordernisse der jeweiligen Situation sowie der beteiligten GesprächspartnerInnen verwendet. Kommunikative Kompetenz in der UK wird somit verstanden als eine gelingende Passung zwischen den Fähigkeiten einer unterstützt kommunizierenden Person sowie den Fähigkeiten der GesprächspartnerInnen. 2003 führt Light weiter aus, dass der Erwerb kommunikativer Kompetenz auf Seiten des Umfelds zudem von einer Reihe an Förderfaktoren und Barrieren abhängig ist (z.B. Einstellungen, Wissen/Können, Vorhandensein adäquater Hilfen und Wortschätze) und auf Seiten der unterstützt kommunizierenden Person von verschiedenen psychosozialen Faktoren wie Motivation, Einstellung, Selbstvertrauen und Resilienz.

Indem Light als Förderziel gelingende Alltagskommunikation formuliert, wird grundsätzlich ein erweiterter Blick eingenommen, welcher nicht „nur" die konkrete Kommunikationssituation bzw. nur den Austausch von Inhalten zwischen zwei Personen in den Blick nimmt, sondern immer auch die Rahmenbedingungen. Kommunikative Kompetenzen beziehen sich damit nicht nur auf die Sprachentwicklung, sondern auch auf die Inhaltsaspekte der Kommunikation.

Die zentrale Frage, die sich ergibt, ist dabei: Welche Fähigkeiten müssen u.k. Personen erwerben, um kompetente GesprächspartnerInnen zu werden?

Ausgehend von der Zielsetzung gelingender Alltagskommunikation stellt Light hier vier Fähigkeitsbereiche vor, welche die kommunikative Kompetenz genauer umschreiben (Abb. 11).

- **Linguistische Fähigkeiten** beinhalten lexikalische und grammatikalisch-syntaktische Fähigkeiten zur Kombination von Wörtern/Gebärden, um konkrete Gesprächsbeiträge realisieren zu können sowie

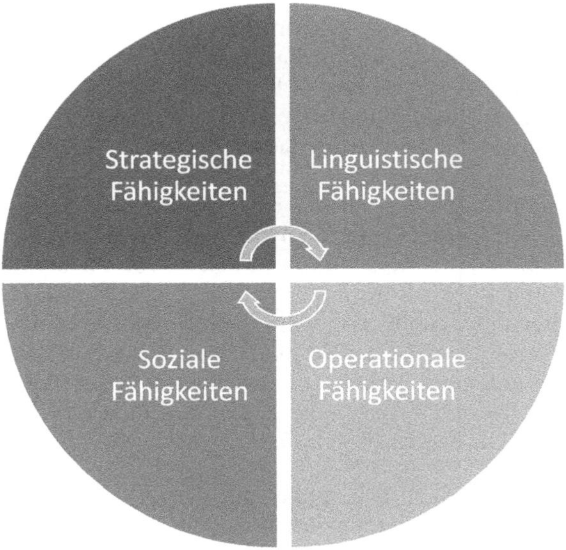

Abb. 11: Das Modell der kommunikativen Kompetenz (in Anlehnung an Light 1989)

Aspekte von Sprachverstehen und Sprachproduktion (Blockberger/Sutton 2003).

- **Operationale Fähigkeiten** meinen z. B. Wörter auf der Kommunikationshilfe finden, Kommunikationshilfe ansteuern können, um Beiträge in der jeweiligen Kommunikationsform zusammenstellen zu können. Dies umfasst auch Aspekte motorischer, kognitiver oder visueller Fähigkeiten sowie den Bereich der kommunikativen Absichten (Rowland/Schweigert 2003).
- **Soziale Fähigkeiten** ermöglichen es, sich je nach sozialer Situation und GesprächspartnerIn adäquat am Gespräch beteiligen und an die GesprächspartnerIn anpassen zu können. Entsprechend spielen hier sowohl pragmatische Kompetenzen, als auch Aspekte der Persönlichkeit eine Rolle (Iacono 2003).
- **Strategische Fähigkeiten** zielen schließlich auf z. B. die kreative Nutzung vorhandenen Wissens und Vokabulars, um fehlende Wörter zu umschreiben, oder auch die Anleitung von KommunikationspartnerInnen und das Anpassen an Umweltbedingen (Mirenda/Bopp 2003).

Kommunikative Kompetenz ist damit nicht eine isolierte Fähigkeit wie z. B. das Finden von Wörtern auf der Kommunikationshilfe nach Aufforderung oder das Wiederholen von bereits lautsprachlich getätigten

Aussagen der Bezugspersonen. Vielmehr gehört für gelingende Alltagskommunikation auch die Kompetenz dazu, immer die effektivste Kommunikationsform zu nutzen, also z. B. mit vertrauten GesprächspartnerInnen körpereigene Kommunikationsformen zu verwenden (strategische Fähigkeit) oder je nach Situation das eigene Kommunikationsverhalten anzupassen.

Die kommunikative Kompetenz einer Person wird dabei (neben der ggf. spezifischen Grunderkrankung) von verschiedenen Aspekten beeinflusst (Light 2003): auf Seiten der u. k. Person vor allem von psychosozialen Faktoren wie Motivation, Einstellung, Selbstvertrauen und Resilienz, auf Seiten des Umfelds z. B. von Einstellungen, Wissen/Können der GesprächspartnerIn sowie das Vorhandensein adäquater Kommunikationshilfen mit guten und individuell passenden Wortschätzen.

Beukelman/Mirenda heben die Bedeutung dieses Modells für das Fachgebiet der UK hervor:

> „There is no doubt that Light's description of these four domains and their importance for persones who communicate with AAC led the field in a new direction"Beukelman/Mirenda (2013a, 311).

Das Modell der kommunikativen Kompetenz enthält demnach großes Potential, denn auf dieser Grundlage kann genau beschrieben werden, welche Fähigkeitsbereiche berücksichtigt werden müssen, um Personen mit Bedarf an UK dazu zu verhelfen, dass sie sich in Abstimmung und unter Einbezug des jeweiligen sozialen Umfeldes zu kompetenten GesprächspartnerInnen im Alltag entwickeln können.

2.4 Aufgaben und Ziele der Diagnostik in der UK

2.4.1 Diagnostische Zielsetzungen

In der UK orientiert man sich häufig an der sonder- und heilpädagogischen Diagnostik. Diese hat sich in den letzten Jahrzehnten primär hin zu einer Förderdiagnostik (Bundschuh 2008, Bundschuh/Winkler 2019) entwickelt, auch wenn andere Aspekte wie Klassifizierung oder auch Selektion weiterhin eine Relevanz in der Praxis haben. Förderdiagnostische Verfahren haben sich innerhalb der Heil- und Sonderpädagogik seit den 1970er Jahren entwickelt und verfolgen den Anspruch, sich nicht an den Defiziten einer Person, sondern an ihren Kompetenzen und individuellen Entwicklungsmöglichkeiten zu orientieren (Eggert 2000, Bundschuh 2008). In Abkehr von einem medizinischen, traditionell-psychologischen oder verhaltensdiagnostischen Modell fokussiert

Förderdiagnostik „insofern – in einem wiederkehrenden Prozess von Beobachtung, Hypothesenbildung, Gestaltung der pädagogischen Situation (auch als Förderung bezeichnet), Evaluation und Veränderung – die pädagogische Arbeit selbst und liefert Hinweise zu deren Gestaltung“ (Bernasconi/Böing 2015, 185). Handlungsleitend ist dabei der Gedanke, dass die Komplexität der unterschiedlichen Formen von Behinderung sowie der spezifischen Bedarfe nur dann erfasst werden kann, wenn mehrperspektivisch und multimodal gearbeitet wird. Dies schließt eine Offenheit sowohl mit Blick auf die eingesetzten Verfahren als auch hinsichtlich neuer Erkenntnisse sowie eigener (Wissens-, Könnens- und Denkens-)Entwicklungen ein (Bundschuh 2008). Des Weiteren versteht sich Förderdiagnostik als prozesshaft, da nur so „dem Umstand Rechnung getragen werden [kann], dass die komplexen Fähigkeiten und Einschränkungen einer Person in einer Situation möglicherweise nicht deutlich werden können“ (Sachse 2010, 57). Zu beachten ist dabei, dass Förderdiagnostik nicht hinreichend gedacht ist, wenn lediglich „Kompetenzbeschreibungskataloge“ (Ziemen 2013, 92) entstehen und die sozialen Verhältnisse, unter denen sich Einschränkungen oder Schwierigkeiten manifestieren, nicht hinreichend bedacht werden. Entsprechend muss sich eine an der Förderdiagnostik orientierte UK-Diagnostik immer auch dem Umfeld der zu diagnostizierenden Person umfänglich widmen.

Zentrale Aufgabe der Förderdiagnostik ist gleichwohl die Erhebung individuell relevanter Daten für die weitere Planung und Gestaltung von Fördersituationen. Dabei wird gemäß den Prinzipien der Offenheit und Prozessorientierung auf eine individuell angepasste Auswahl diagnostischer Materialien und Methoden gesetzt. Entsprechend wird im Ansatz der Förderdiagnostik vor allem der Rahmen skizziert, wie diagnostisches Handeln gestaltet werden sollte. Förderdiagnostik hat das Ziel, pädagogische Maßnahmen auszuwählen, zu entwickeln, durchzuführen, zu kontrollieren und zu reflektieren. Menschen mit Behinderung soll so die Möglichkeit gegeben werden, ihre individuellen Fähigkeiten und Fertigkeiten einzusetzen und zu erweitern. Gegenstand der Diagnostik ist damit nicht die Diagnose eines Status quo bzw. die Klassifizierung einer Erkrankung, sondern der Fokus liegt auf den vorhandenen Fähigkeiten und Fertigkeiten einer Person sowie ihren potenziellen Entwicklungsmöglichkeiten. Dies schließt ein, dass Förderdiagnostik im sonderpädagogischen Sinn nicht nur auf die Person selbst, sondern ebenso auf das Lebensumfeld fokussiert. Zugrunde liegt die Erkenntnis, dass der bis in die 70er Jahre verwendete diagnostische Zugang, primär die aktuell vorhandenen Fähigkeiten von Menschen mit Behinderung einzuschätzen, sich nicht eignete, die Person in der Folge auch sinnvoll und angemessen zu fördern. Förderdiagnostik möchte dagegen eine individuelle und passgenaue Betreuung ermöglichen und stellt damit eine Alternative zur Diagnostik im Kontext medizinischer Fragestellungen dar. Medizinische Diagnosen sind jedoch immer nur ein Bestandteil der Diagnostik in der UK. Beukelman und Mirenda sprechen hier auch von „Criteria based assessment“ (2002, zitiert nach Garbe/Herrmann 2020, 158), also einer kriteriengeleiteten Einschätzung. Diagnostik in der UK muss also verstanden werden als eine Fülle an Verfahren, Techniken und Theorien, die letztlich dazu dienen, die kommunikative Kompetenz einer Person mit potenziellem Bedarf an unterstützter Kommunikation angemessen zu erfassen, alltagsnah zu beschreiben und systematisch einzuordnen. Zielpunkt ist nicht die alleinige Feststellung aktueller kommunikativer Kompetenzen, sondern eine Orientierung für die mit der Diagnostik verbundene Interventionsplanung zu geben. UK-Diagnostik ist damit i. d. R. immer auch von einer pädagogischen oder therapeutischen Zielsetzung geleitet.

2.4.2 Aufgaben der Diagnostik in der UK

Diagnostik in der UK folgt unterschiedlichen Intentionen. Björck-Åkesson et al. (2000) nennen z. B. (präventives) Screening, auftragsgebundene Erstellung einer Diagnose, Einordnung und Klassifikation, Vorbereitung einer Interventionsplanung, Überprüfung des aktuellen pädagogisch-therapeutischen Vorgehens oder Evaluation. Downing konkretisiert:

> „Assessment can be used to determine whether a student needs assistance, whether a student is progressing according to a specific intervention plan, and what a student should tackle next“ (Downing 1999, 21)

In Anlehnung an Garbe und Herrmann (2020, 157 f.) können folgende vier übergreifende **Aufgabenbereiche der Diagnostik** in der UK unterschieden werden:

1. **Eingangs- bzw. Erhebungsdiagnostik** zur Einschätzung der derzeitigen Situation zu Beginn einer Intervention oder Therapie. Hierbei geht es primär darum, die Ausgangssituation zu Beginn eines Förder-, Versorgungs- oder Begleitungsprozesses zu beschreiben. Dabei stehen sowohl anamnestische Informationen zum Verständnis der Hintergründe, als auch potentielle Wünsche und Ziele im Fokus.
2. **Prozess- bzw. Förderdiagnostik** zur Überprüfung und Anpassung der Ziele im therapeutischen oder Förderprozess. Sie ist gemäß der sonderpädagogischen Diagnostik von der Planung und Evaluation der eingesetzten Maßnahmen flankiert und erfolgt oftmals

wiederkehrend über einen längeren Zeitraum. Die Ergebnisse der Diagnostik können dabei z. B. in einer Verlaufsdokumentation oder einem Förderplan festgeschrieben werden und durch regelmäßige oder wiederkehrende informelle oder testgebundene Überprüfungen dokumentiert werden.

3. Mehr mit Blick auf das Umfeld kann auch eine systematisch orientierte Diagnostik im Sinne einer **Kind-Umfeld-Analyse** durchgeführt werden (Hillenschmidt/Sander 1993), bei der der ganzheitliche Blick auf die Person und ihr Umfeld sowie Wechselwirkungen zwischen den AkteurInnen im Mittelpunkt steht.
4. Schließlich spielt auch eine als **Zuweisungsdiagnostik** gestaltete Vorgehensweise in der UK eine Rolle, wenn z. B. im Rahmen der Beantragung von Hilfsmitteln, aber auch bei der Festlegung von Förderorten Entscheidungen getroffen und begründet werden müssen. In dieser Form der Diagnostik kann jedoch die Gefahr des sog. Ressourcen-Etikettierungs-Dilemmas liegen, dass lediglich aufgrund eines (mitunter nur angenommenen) Ist-Standes eine Entscheidung getroffen wird, die auch mit Stigmatisierung und Etikettierung verbunden sein kann. Insbesondere wenn es um die Wahl eines Hilfsmittels, die Entscheidung hinsichtlich eines Förderortes oder auch die Ausrichtung von pädagogischer oder therapeutischer Unterstützung geht, sind die Entscheidungen für die Personen mit Bedarf an UK oftmals lebensentscheidende Weichenstellungen. Auf der anderen Seite gibt es immer wieder Kontexte, insbesondere im Bereich der Versorgung, in denen eine eindeutige Diagnose geknüpft an eine diagnostische Entscheidung, Einschätzung oder Testung erst die Versorgung mit einem Hilfsmittel oder die Genehmigung von therapeutischer Unterstützung ermöglicht.

In der Praxis werden oftmals Mischformen der einzelnen diagnostischen Zugangs- und Herangehensweisen verwendet. Die Diagnostik der kommunikativen Kompetenz erfolgt ähnlich wie in anderen Bereichen sonderpädagogischer Diagnostik primär mit dem Ziel, eingesetzte Maßnahmen zu planen und zu evaluieren. Entsprechend bedarf es für die Gestaltung im individuellen Fall fach- und fallspezifischer Konkretisierungen.

Die Diagnostik in der UK folgt damit den Kriterien einer inklusiven Diagnostik (Schäfer/Rittmeyer 2015):

- Die Relevanz der Diagnostik ergibt sich aufgrund von pädagogischem/therapeutischem Bedarf.
- Die Diagnostik ist grundsätzlich prozessorientiert und kompetenzorientiert.

- Die Diagnostik erfolgt mit einer situationsorientierten und teilhabeorientierten Perspektive.
- Im Kernpunkt des Erkenntnisinteresses steht das Verstehen der individuellen Situation und nicht das objektive Erklären.

Mit dem übergreifenden Ziel, die Kommunikationsentwicklung zu unterstützen, indem Bedingungen für eine erfolgreiche und subjektiv sinnvoll erlebte Nutzung von Hilfen aus dem Kontext der UK geplant und ermöglicht werden, umfasst UK-Diagnostik damit „eine Betrachtung aller Bereiche, die für die Weiterentwicklung kommunikativer Kompetenzen und letztendlich für gelingende Kommunikation von Bedeutung sind" (Garbe/Herrmann 2020, 158).

2.4.3 Fragestellungen der UK-Diagnostik

Um die Ziele der UK-Diagnostik zu erreichen und Hinweise über diagnostische Erkenntnisse sowie Interventionsideen zu erhalten, wird dazu eine konkrete diagnostische Fragestellung als Ausgangspunkt benötigt. Dabei ergeben sich eine große Anzahl an möglichen Fragestellungen (Staatsinstitut für Schulqualität und Bildungsforschung ISB 2021, 42):

- Welche körpereigenen Kommunikationsformen bieten sich an?
- Welche technischen beziehungsweise nicht-technischen Kommunikationshilfen eignen sich?
- Wie kann ein vorhandenes Kommunikationssystem sinnvoll erweitert werden?
- Welche motorischen Voraussetzungen sind gegeben und inwiefern beeinflussen diese die Auswahl der Kommunikationshilfe?
- Welche kognitiven Fähigkeiten ermöglichen den Einsatz unterschiedlicher Kommunikationshilfen?
- Wie können elektronische Kommunikationshilfen an vorhandene beziehungsweise sich verändernde Kompetenzen von Personen angepasst werden?
- Wie kann die Eigenaktivität von Personen, die unterstützt kommunizieren, erhöht werden?
- Welche konkreten Situationen eignen sich zum Einsatz von unterstützter Kommunikation beziehungsweise zur Anbahnung oder Verbesserung der kommunikativen Partizipation?
- Welche fachlichen und privaten Bezugspersonen können Einfluss in Alltagssituationen auf die gesamte kommunikative Situation der entsprechenden Personen nehmen?

- Welches Vokabular ist geeignet beziehungsweise wie sollte das Vokabular sinnvoll strukturiert werden?
- Gibt es besondere Situationen im Alltag, die sich für die Förderung der kommunikativen Selbstständigkeit und der kommunikativen Teilhabe besonders eignen?
- Welche Barrieren und Hindernisse beim Einsatz von unterstützter Kommunikation gibt es sowohl mit Blick auf die Person selbst als auch insbesondere mit Blick auf das Umfeld der Person?

Gerade der Blick auf das Umfeld ist sowohl für die Diagnostik als auch für die Interventionsplanung von entscheidender Bedeutung. Dabei kann z. B. gefragt werden, welcher konkrete Unterstützungsbedarf im Umfeld besteht oder wie offen die privaten (und professionellen) Bezugspersonen für UK sind oder ob hier Vorbehalte bestehen? Oftmals wird dabei deutlich, dass Unsicherheiten mit Blick auf den Einsatz und die konkrete Verwendung von UK bestehen. Auch dies kann der diagnostische Prozess als möglichen Gelingens- beziehungsweise Förderfaktor oder auch hemmenden Faktor identifizieren. Nicht zuletzt steht die Frage nach der Perspektive der potenziellen UK-NutzerInnen im Fokus und damit die Frage, in welchen Situationen für sie eine Erweiterung ihrer kommunikativen Kompetenz sinnvoll und wünschenswert erscheint.

2.5 Zusammenfassung

UK-Interventionen zielen übergreifend auf die Unterstützung der *kommunikativen Unabhängigkeit* einer u. k. Person und die Steigerung ihrer kommunikativen Teilhabe ab, die sich vor allem durch Aktivitäten im individuellen Lebensumfeld realisieren.

Für eine systematische und umfassende UK-Diagnostik mit Interventionsplanung sind folgende Aspekte von Bedeutung:

1. Fokus auf kompetente UK-Nutzung im Alltag durch Orientierung an der ICF
2. Analyse von mehrdimensionalen Abhängigkeiten in der Kommunikation durch Nutzung des Fähigkeitskontinuums
3. Übergreifende Zielsetzung mit Blick auf die Erweiterung der individuellen kommunikativen Kompetenz (Selbige ist dabei nicht angeboren, sondern entwickelt sich schrittweise und sukzessive im Lauf der Zeit (Binger/Light 2008, Beukelman/Light 2020). Zur Bestimmung kommunikativer Kompetenz wird auf das Modell von Light (Light 1989, Light/McNaughton 2014) verwiesen.)

Grundsätzlich kommt sowohl den unterstützt Kommunizierenden als auch ihrem Umfeld dabei eine hohe Beteiligung sowie Verantwortung in der Umsetzung und Gestaltung von Kommunikationssituationen im Alltag zu. UK-Interventionen sind entsprechend nicht als isolierte Fördereinheiten zu sehen, sondern als alltagsintegrierte und alltagsrelevante Planung und Gestaltung von subjektiv bedeutsamen Kommunikationssituationen.

Zentrale Aufgabe und zentrales Ziel der UK-Diagnostik ist damit die **individuelle kommunikative Entwicklung**. Hier wird anknüpfend an das Modell der kommunikativen Kompetenz auf den aktuellen kommunikativen Entwicklungsstand einer Person fokussiert und versucht, die derzeitige Stufe der kommunikativen Entwicklung bzw. den Sprachentwicklungsstand möglichst genau zu identifizieren und zu beschreiben. Neben ihren derzeitigen Fähigkeiten muss die UK-Diagnostik die **potentielle Nutzung einer Kommunikationshilfe** bedenken. Dabei ist stets das Spektrum von Medien und Materialien mit Blick auf die konkreten Anwendungsmöglichkeiten, aber auch die potentiellen Schwierigkeiten zu beurteilen. Es geht hier einerseits um inhaltliche Aspekte (Z. B.: Welches Vokabular kann zur Verfügung gestellt werden oder wird benötigt?), aber auch um Aspekte der Ansteuerung (Kann die Hilfe mit dem Finger bedient werden? Bestehen motorische Einschränkungen? Wird eine Augensteuerung benötigt?) bis hin zu Aspekten, welche Art der Produktion von alternativer Sprache benötigt wird (synthetische vs. analoge Sprache, Nutzung von Gebärden oder Bildkarten etc.).

Schließlich richtet die UK-Diagnostik den Blick auf die Möglichkeiten der **Verbesserung von kommunikativer Teilhabe** im Alltag. Dabei müssen auch Rahmenbedingungen, in denen üblicherweise kommuniziert wird, sowie aktuelle Kommunikationssituationen betrachtet werden, um einen Überblick über die individuelle kommunikative Teilhabe einer Person zu erhalten (Bernasconi/Sachse 2021). Es kann durchaus sein, dass die kommunikativen Fähigkeiten einer Person ausreichen würden, um sich in einer Alltagssituation zu beteiligen, die Rahmenbedingungen jedoch ihre aktive Teilhabe verhindern. Handlungsleitend ist dabei die Orientierung an der ICF(-CY), da so eine Analyse der Teilhabesituation unter Berücksichtigung unterschiedlicher Aspekte und Kontextfaktoren und deren Zusammenspiel untereinander ermöglicht wird. Gerade die Frage danach, in welchen Bereichen des individuellen Alltags bzw. der Lebenssituation ein kommunikativer Teilhabegewinn einen echten Mehrwert für die Person und ihr Umfeld darstellen würde, stellt zudem einen sinnvollen Ausgangspunkt für die darauf folgender Interventionsplanung dar (4.1.1 ABC-Modell).

Diagnostik in der UK ist entsprechend als mehrschichtiger Prozess zu sehen, bei dem trotz aller Individualität eine systematische Grundlage für eine alltagsorientierte und teilhabeförderliche Interventionsplanung geliefert bzw. diese unterstützt werden kann. Entsprechend der Komplexität der Diagnostik ist die interdisziplinäre Zusammenarbeit und der Einbezug verschiedener Perspektiven und Annahmen zu berücksichtigen (Abb. 12). UK-Diagnostik versteht sich entsprechend nicht im Sinne traditioneller psychologischer Diagnostik, sondern enthält immer auch subjektive Aspekte und die jeweiligen Annahmen über kommunikative Prozesse, die ihrerseits vielfältig sind und immer auch einen Einfluss auf den diagnostischen Prozess haben. Die Reflexion der eigenen Rolle im diagnostischen Prozess ist damit als weiterer Aspekt aufzunehmen und zu beachten. Die folgende Abbildung fasst die unterschiedlichen Aspekte der Diagnostik bei komplexen Kommunikationsstörungen zusammen (Bernasconi et al. 2022).

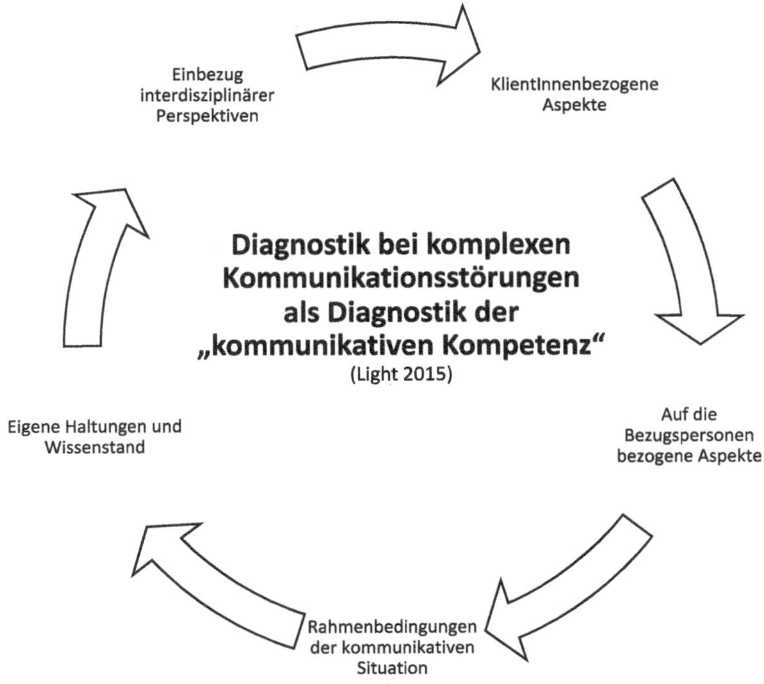

Abb. 12: Diagnostik bei komplexen Kommunikationsstörungen

3 Diagnostische Verfahren und deren Einbezug in der UK

3.1 Grundfragen

Eine Grundfrage jeder diagnostischen Vorgehensweise stellt die Entscheidung bzgl. der eingesetzten Methoden und Verfahren dar. Dabei können diese unterschiedlichen Kriterien zugeordnet werden, welche Aufschluss über den diagnostischen Zugang geben.

So meint ein formeller diagnostischer Zugang die systematische und planvolle Vorgehensweise, welche sich an (zumeist vorab) beschriebenen Standards orientiert und entsprechend standardisierte Verfahren einsetzt.

Demgegenüber nutzt die informelle Diagnostik auch Verfahren, die entweder nicht validiert und normiert sind oder z. T. auch von der diagnostizierenden Person selber zusammengestellt oder entwickelt wurden. Auch wenn z. B. Aktas (2012) Adaptionen und Veränderungen vorhandener Verfahren grundsätzlich als unproblematisch ansieht, sollten diese dennoch gut dokumentiert werden (Appelbaum 2019). Nur so ist es möglich, eine korrekte und auch perspektivenübergreifende Einschätzung der Ergebnisse zu ermöglichen (Liehs/Marks 2014).

Der Grad der Standardisierung diagnostischer Verfahren ist das andere relevante Einteilungsmerkmal. Standardisierte Verfahren geben eine feste Reihenfolge und die Art des Einsatzes von genutzten Aufgaben, aber auch mit Blick auf die Verfahrensdurchführung und die Auswertung vor. Diese Festlegung darf dabei nicht verändert oder angepasst werden, z. B. mit Blick auf verwendete Materialien, die Reihenfolge der Testdurchführung oder bei Befragung die Art und Reihenfolge der Fragen. Als Vorteile standardisierter Testverfahren können trotz allem ihre weitgehende Objektivität und fachliche Fundierung sowie insbesondere im Rahmen von Zuweisungsdiagnostik ihre mitunter breitere Anerkennung gesehen werden. Zudem bieten standardisierte Tests eine vorgegebene Struktur. Diese Struktur kann für noch nicht geübte diagnostizierende Personen eine Hilfe sein. Zugleich bedarf es aber auch der Übung und Erfahrung, um ein standardisiertes Verfahren korrekt anzuwenden. Im Kontext der Standardisierung ergeben sich allerdings innerhalb unterschiedlicher Instrumente auch graduelle Abstufungen. Verfahren, die nicht alle Aspekte in einer immer gleichen Reihenfolge nutzen, werden oftmals als teil-standardisiert bezeichnet (Gebhardt/Scheer 2022). Nicht-standardisierte Verfahren haben einen offenen Ablauf und Ausgang und werden oftmals für einen erweiterten Einblick in die Lebenswelt der zu diagnostizierenden Person genutzt. In der UK-Diagnostik liegt der Schwerpunkt der Verfahren auf den teil- und nicht-standardisierten Verfahren (Sachse 2010).

Linguistische Diagnostikverfahren sind in der Regel nicht für Menschen mit Behinderung gedacht bzw. normiert. So setzen die Verfahren Kompetenzen im Bereich des Hörens, Sehens oder Zeigens voraus, über die Menschen mit Behinderung, insbesondere bei komplexer Beeinträchtigung, nicht immer verfügen. Zudem besteht bei standardisierten Verfahren eine klare Abfolge und Anweisung mit Blick auf die Anweisungen, Durchführungsmodalitäten und Übungsitems (Liehs 2014). Durch die große Heterogenität der Zielgruppe und der oftmals vorhandenen sekundären oder weiteren Beeinträchtigungen ist eine standardisierte Testdurchführung deshalb nicht oder bestenfalls nur in Teilen möglich, sodass sich die Frage stellt, ob nicht die informellen Testverfahren einen besseren Überblick über die tatsächlichen kommunikativen Kompetenzen der Personen geben. Gleichwohl sollte der Einbezug standardisierter Testverfahren auch in der UK-Diagnostik grundsätzlich erwogen, jedoch Nutzen und Möglichkeiten realistisch beurteilt werden. Nachteilig erscheint hier insbesondere der Umstand, dass die Materialien standardisierter Testverfahren i. d. R. nicht der Lebenswelt der betroffenen Personen entnommen sind und somit zu Verunsicherung führen können. Eine gute Beziehung zwischen der diagnostizierenden Person und der Person ohne Lautsprache ist hier von Vorteil, beeinflusst jedoch gleichsam auch das Testergebnis (Aktas 2012). Letztlich geht es darum, aus standardisierten und nicht-standardisierten Verfahren den aktuellen Entwicklungsstand möglichst umfassend herauszuarbeiten.

Auf praktischer Ebene bieten die verschiedenen Modelle und Zugangsweisen eine Orientierung an, die insbesondere als ebensolche und nicht als starre Festlegung gesehen und genutzt werden sollte.

3.2 Allgemeine Methoden der UK-Diagnostik

Üblicherweise eingesetzte diagnostische Methoden sind das (anamnestische) Gespräch, die Beobachtung, die Durchführung informeller Testverfahren und der Einbezug standardisierter (Teilleistungs-)Tests (Garbe/Herrmann 2020).

3.2.1 Anamnese/Gespräch

Das diagnostische Gespräch kann sowohl eher formellen Charakter im Sinne eines Anamnesegesprächs als auch informellen Charakter haben. Basis eines diagnostischen Gesprächs ist ein vertrauensvolles, kooperatives Klima und die Anerkennung der Kompetenz aller Beteiligten. Das anamnestische Gespräch hat zum Ziel, möglichst viele relevante Daten und Informationen über die KlientInnen und ihr Umfeld zu erhalten. Dabei spielen sowohl persönliche Daten als auch Informationen zur aktuellen sowie der vergangenen Familien- bzw. privaten Situation eine Rolle. Ebenso können individuelle Vorlieben, Freizeitaktivitäten und Besonderheiten der aktuellen Situation thematisiert werden. Zudem spielen die Erhebung der bisherigen „UK-Geschichte“ sowie die Gestaltung des derzeitigen sozialen Systems eine Rolle (Lüke/Vock 2019). Zusätzlich zum persönlichen Gespräch kann die Geschichte der Person mittels Aktenanalyse und Einbezug von z. B. ärztlichen, therapeutischen oder pädagogischen Befunden und Berichten möglichst umfassend erhoben werden.

Das (anamnestische) Gespräch stellt oftmals den Beginn der Diagnostik dar und sollte deshalb möglichst strukturiert und systematisch durchgeführt werden. Hier können bereits wesentliche Informationen und Hintergrundwissen erfragt werden, die erste Einschätzungen bzgl. der Ressourcen, aber auch mit Blick auf mögliche Barrieren ermöglichen. Dazu empfiehlt sich der Einsatz von strukturierten Fragebögen oder Leitfäden für die Steuerung des Gesprächs (Garbe/Herrmann 2020). Zu klären ist hier ebenfalls, mit welcher Absicht oder Fragestellung die Diagnostik erfolgen soll. Dieses Hintergrundwissen ist handlungsleitend für die weitere Planung des diagnostischen Vorgehens, d. h. nur so kann das richtige Beobachtungsverfahren für den nächsten Schritt ausgewählt werden.

3.2.2 Beobachtung

Beobachtende Verfahren haben in der UK-Diagnostik einen hohen Stellenwert und legen den Fokus v. a. auf die Kommunikationsstrategien und -fähigkeiten in der Alltagssituation. Dabei können sowohl vorstrukturierte Settings genutzt und entsprechend systematisch beobachtet, als auch spontane Beobachtungen im Kontext individueller Alltagssituationen genutzt werden.

Die Beobachtung und Beschreibung von Verhalten ist dabei eine zentrale diagnostische Aufgabe. Beobachtung ereignet sich in der UK-Diagnostik häufig in vorbereiteten, aber alltäglichen Situationen. Sie sollten deshalb so weit wie möglich systematisch und strukturiert erfolgen, um Hypothesen und Fragestellungen zu überprüfen. Allgemein gilt sich zu verdeutlichen, dass zwar ein Verhalten beobachtbar, das hinter diesem Verhalten verborgene Motiv, der subjektive Sinn, für die/den BetrachterIn jedoch nicht zugänglich ist. Zudem sind Beobachtungen nicht unabhängig von den BeobachterInnen und bleiben somit immer auch selektiv, subjektiv und fragmentarisch. Beobachtungsergebnisse sind entsprechend keine „Ist-Aussagen“ im Sinne von zeitlichen, situativen und personenunabhängigen Fakten, sondern immer auch eine Beobachtung zweiter Ordnung, in der der Beobachtende selbst erscheint (Bernasconi/Böing 2015). Umso wichtiger ist hier eine selbstreflexive Distanz.

Für eine systematische Beobachtung sind unter Einbeziehung der dargestellten grundlegenden Aspekte verschiedene Faktoren zu berücksichtigen:

- Es soll eine möglichst weitreichende Trennung von Beobachtung und Interpretation bzw. Rückkopplung der eigenen Interpretation mit den Beobachtungen anderer Personen.
- Angestrebt wird eine Loslösung der Beobachtung von den Emotionen und impliziten moralischen Überzeugungen und Wertungen, die die beobachtete Situation in den BetrachterInnen auslöst. Gerade Menschen, die aufgrund von kommunikativen Einschränkungen eine spezifische Art sich mitzuteilen entwickelt haben, wirken zum Teil ungewohnt, fremd oder unbekannt in ihren Ausdrucksweisen. Die zu beobachtende Person hat jedoch das unbedingte Recht auf einen (möglichst) vorurteilsfreien und offenen Zugang zu ihrem Verhalten.
- Da Verhalten immer situationsabhängig ist, ergibt sich die Notwendigkeit, möglichst unterschiedliche Situationen zu nutzen, um ein kommunikatives Verhalten zu beobachten und Unterschiede und Konstanten im Verhalten aufzudecken. Ist dies nicht möglich, so sind situative Beobachtungen mit den Beobachtungen von z.B. den privaten oder professionellen Bezugspersonen abzugleichen.
- Daten, die der beobachteten Situation vorausgehen oder folgen, werden einbezogen. Ein Verhalten ereignet sich immer in der Abfolge unterschiedlicher Situationen und wird von diesen beeinflusst. Insofern erscheint der Einbezug der Situationen und Bedingungen, die der beobachteten Situation vorausgegangen sind oder ihr folgen, notwendig. Handlungsmotive können nur in diesem Kontext rekonstruiert werden (Bernasconi/Böing 2015).
- Beobachtungsfehler müssen gekannt und erkannt werden. Als häufige Beobachtungsfehler gelten u.a. der Halo-Effekt (Eberwein 2003), unter dem man die Tendenz versteht, sich bei der Beobachtung an einzelnen, subjektiv bedeutsam erscheinenden Merkmalen zu orientieren und andere zu vernachlässigen oder die *Self-Fulfilling-Prophecy (Merton 1948)*, in der eine bestimmte Erwartungshaltung das Beobachtungsergebnis unzulässig beeinflusst. Auch Annahmen über spezifische Störungsbilder können Beobachtungen in eine bestimmte Richtung lenken bzw. eine wertfreie Beobachtung erschweren.

3.2.3 Testverfahren

Der Einbezug informeller Testverfahren stellt einen wesentlichen Bestandteil der UK-Diagnostik dar. Zur Umsetzung existieren neben individuellen, zusammengestellten Testmaterialien („persönlicher Diagnostikkoffer") Verfahren, welche mit unterschiedlicher Methodik und Zielsetzung sowie verschiedenen theoretischen Hintergründen nebeneinander existieren. Sachse (2010) hat eine umfassende Analyse und einen Vergleich der verschiedenen Methoden und Konzepte aus dem Bereich der Diagnostik vorgelegt und festgestellt, dass die Vielzahl der diagnostischen Materialien und Konzepte sich zum Teil sehr stark in ihrer Form und ihrem Umfang bzgl. den jeweils abgedeckten Inhalten sowie der theoretischen Grundlegung unterscheiden:

- Die meisten der vorgestellten Verfahren orientieren sich an den kommunikativen Kompetenzen der Person ohne Lautsprache, oftmals unter Berücksichtigung von Aspekten der individuellen Lebenswelt. Dabei wird versucht, einen Bezug des beobachteten oder getesteten kommunikativen Entwicklungsstandes zu Modellen der kommunikativen Entwicklung herzustellen, um darauf aufbauend die aktuellen Fähigkeiten zu beschreiben, potentielle Hilfen in Erwägung zu ziehen und übergreifend die nächste Stufe der Entwicklung zu identifizieren.
- Eine kleinere Anzahl an diagnostischen Verfahren lenkt den Blick explizit auf die Fähigkeiten und sozialen Bedingungen der GesprächspartnerInnen – sowohl im privaten, als auch im professionellen Umfeld. Mittels diagnostischen Materials können so einerseits die kommunikativen Kompetenzen der privaten und fachlichen Bezugspersonen erhoben werden, z. B. welche Strategien werden eingesetzt? In welchen Situationen ergeben sich oftmals Missverständnisse und warum? Welche Unterstützungsmöglichkeiten wurden/werden bereits eingesetzt? Zudem können so auch hemmende oder förderliche Verhaltensweisen erfragt und in die Gesamteinschätzung und die Planung der Intervention einbezogen werden (Sachse 2010).
- Schließlich existieren einige Materialien, die im Kontext der UK-Diagnostik konkret die Umweltbedingungen fokussieren. Hier geht es darum, z. B. sinnvolle Kommunikationssituationen und deren Rahmenbedingungen sowie Möglichkeiten der kommunikativen Partizipation zu erheben.

Das Glossar zu Materialien für die UK-Diagnostik und Interventionsplanung am Ende dieses Bandes gibt einen Überblick über unterschiedliche Testverfahren, die im Kontext der UK-Diagnostik angewendet werden können.

3.2.4 Dokumentenanalyse

Um sich der Lebensgeschichte und den kritischen Lebensereignissen des von der Diagnostik Betroffenen zu nähern, kann zudem der Einbezug verschiedener Dokumente hilfreich sein. Dies betrifft einerseits Akten und Gutachten, die zu pädagogischen, medizinischen oder therapeutischen Zwecken angelegt worden sind. Die Inhalte dieser Dokumente sind jedoch keine „Fakten“ eines bisherigen Lebens, sondern subjektive Schilderungen aus einer bestimmten Beobachterperspektive, mit einem bestimmten Motiv, in einer bestimmten konkreten und gesellschaftlich-sozialen Situation. Andererseits können für den diagnostischen Prozess weitere Elemente von Bedeutung sein, die einen narrativen Zugang zur Biografie der Person ermöglichen. Dazu gehören z. B. Fotos, Bilder, persönliche Aufzeichnungen, Gegenstände, die von Eltern, Familienangehörigen oder vom Betroffenen selbst angefertigt worden sind und in die diagnostische Situation eingebracht werden. Ferner sind bisherige kommunikationsunterstützende Materialien hilfreich bei der Einschätzung bisheriger Unterstützungen und Förderungen.

Die allgemeinen Verfahren der UK-Diagnostik werden in unterschiedlicher Art und Weise und mit unterschiedlicher Gewichtung in spezifischen und differenzierten Materialien eingesetzt.

Diagnostische Methoden gewinnen vor allem dann an Bedeutung, je mehr die betroffene Person selbst aktuell nicht in der Lage ist, über ihre Befindlichkeit, ihre Wünsche oder Bedürfnisse Auskunft zu geben bzw. je weniger aktuelle Möglichkeiten zur Kommunikation gegeben sind. Dies bedeutet jedoch nicht, dass z. B. das diagnostische Gespräch lediglich über die betroffene Person stattfindet und nicht mit ihr. Vielmehr sollten die Betroffenen – unabhängig vom Alter und der Beeinträchtigung – selbst so weit wie möglich in das Gespräch einbezogen werden, um mögliche Hinweise über Zustimmung oder Ablehnung zu den Inhalten des Gesprächs zu erfragen, Vorlieben, Abneigungen sowie eigene Ansichten mit Blick u. a. auf die Versorgung zu eruieren. Insbesondere mit Blick auf die konkrete Kommunikationsunterstützung im Alltag ist es bedeutsam, diese nicht (in der Annahme einer vermeintlichen ‚Unfähigkeit‘) über den Kopf der Betroffenen hinweg zu entwickeln, sondern Möglichkeiten zur Partizipation an Entscheidungsprozessen zu erarbeiten.

Grundsätzlich sollten Beobachtungen, Interpretationen und anamnestische Informationen immer kommunikativ validiert werden, d. h. dass die unterschiedlichen Sichtweisen verglichen und ggf. erweitert werden, um ein möglichst nah an der Perspektive der zu diagnostizierenden Person orientiertes Bild zu erhalten. Unterstützende Möglichkeiten sind hier vor allem Beratungen und Diagnostiksituationen im Alltag und unter Einbezug einer möglichst großen Anzahl von Personen.

4 Spezifische Verfahren der Diagnostik und Interventionsplanung in der UK

Im Bereich der differenzierten Verfahren für die Planung und Umsetzung von UK-Interventionen existieren mittlerweile so viele unterschiedliche Materialien und Ansätze, dass es erforderlich ist, diese anhand einer Systematik vorzustellen, um eine Orientierung zu geben. Es ist daher wichtig, „Bezüge zwischen den einzelnen Ansätzen herauszustellen, Einsatzmöglichkeiten im Hinblick auf die Fokusbereiche herauszustellen und Bezugssysteme aufzuzeigen" (Sachse 2010, 62). Als Systematik werden dazu im Folgenden zwei Analyseschemata genutzt: Zum einen wird mit Blick auf den konkreten Einsatzzweck der Diagnostik und die diagnostischen Möglichkeiten des Materials das Fähigkeitskontinuum (Kap.2.3.2) herangezogen. Dieses bietet durch seine Struktur eine Orientierung mit Blick auf die aktuelle kommunikative Situation einer Person unter Bezugnahme des Kontexts und der (noch) bestehenden Abhängigkeit von selbiger. Zum anderen werden die Verfahren gemäß ihrem primären Einsatz systematisiert. Hier wird unterschieden zwischen Verfahren, die auf die Person selbst, das Umfeld oder die situativen Bedingungen der Kommunikation fokussieren. Übergreifend werden Materialien und Verfahren zur umfassenden Einschätzung der kommunikativen Kompetenzen vorgestellt. Bei den meisten Verfahren im Kontext der UK steht als Ergebnis des diagnostischen Prozesses nicht eine eindeutige Festlegung im Sinne einer Diagnose fest, sondern es geht vielmehr darum, ausgehend vom eingeschätzten kommunikativen Entwicklungsstand einer Person, Ideen für angemessene Interventionsmöglichkeiten abzuleiten.

Es muss aber auch die Frage gestellt werden, was nun *gute* Interventionsziele sind und wie diese gefunden, beschrieben, umgesetzt und gemessen werden können. Insbesondere bei der Versorgung mit Kommunikationshilfen wird noch oft von einem Modell ausgegangen, aus dem sich von einer diagnostisch beschriebenen, kommunikativen Beeinträchtigung mehr oder weniger eindeutig Interventionen ableiten lassen. Hier gilt jedoch deutlich zu machen, dass kommunikative Kontexte und die Faktoren, die zu gelingenden oder nicht gelingenden Interaktionen führen, so unterschiedlich sind, dass lediglich aufgrund der Analyse einer kommunikativen Beeinträchtigung kaum eine individuell passende und sinnvolle Interventionsplanung durchgeführt werden kann. Vielmehr geht es weniger darum, einen grundsätzlichen Bedarf an UK zu klären (dieser ist oftmals bereits vor der Einleitung einer Interventionsplanung offenkundig), sondern **Kernstück der Interventionsplanung ist die Frage nach einem sinnvollen und teilhabeförderlichen Einsatz von UK** in der individuellen Lebenswelt.

Elemente und Strukturen der Interventionsplanung in der UK sind entsprechend (Sachse 2010):

- Entwickeln von Perspektiven und Zielen,
- Auswahl von Kommunikationsformen und/oder -hilfen,
- ggf. Unterstützung beim Zugang zu Kommunikationshilfen bzw. Hilfestellung bei Fragen der Hilfsmittelbeantragung,
- Klärung von Wortschatzfragen, erste Schritte etc.
- Reflexion der Verhaltensweisen der GesprächspartnerInnen/Was muss konkret unternommen werden?
- Festhalten der Planung für die konkrete Umsetzung.

Der Diagnostikprozess in der UK zielt immer unter Beachtung verschiedener Perspektiven auf folgende Aspekte: die Person mit Bedarf an UK, ihre Bezugspersonen sowie die situativen Rahmenbedingungen.

Die unterschiedlichen Perspektiven und die möglichen, sich daraus ergebenden Schwerpunkte haben zur Entwicklung von unterschiedlichen Materialien geführt, deren Fokus oft auf einer der drei Perspektiven liegt. Es gilt entsprechende Verfahren auszuwählen, die zur Beantwortung der diagnostischen Fragestellung bzw. zur Untersuchung eines diagnostischen Bereichs am besten geeignet sind, um abschließend zu einer Entscheidung mit Blick auf die individuelle Kommunikationsunterstützung zu kommen.

Neben den übergreifenden und prozessorientierten Verfahren existieren weitere UK-diagnostische Verfahren (Abb. 13). Entsprechend des Fähigkeitskontinuums ergeben sich unterschiedliche diagnostische Materialien für Personen mit verschiedenem Entwicklungsstand. Dabei fokussieren die einzelnen Materialen nicht ausschließlich eine Perspektive, z.B. die der Person oder der Bezugspersonen, sondern beachten i.d.R. alle Ebenen der UK-Interventionen. In mehreren Materialien sind zudem übergreifende Entwicklungstabellen zur Einschätzung der kommunikativen Kompetenzen enthalten, die sich an den Modellen der kommunikativen Entwicklung orientieren.

Der folgende Überblick einzelner diagnostischer Verfahren ist daher als Orientierung zu sehen, wenngleich die kommunikative Stufe natürlich nicht immer im Vorhinein bestimmt werden kann, da sie ja gerade Gegenstand der Diagnostik ist. Auch soll mit der Einteilung der Materialien nicht schon eine statische Zuordnung für einen bestimmten Einsatzzweck vorgenommen werden, vielmehr kann es auch sinnvoll sein, Diagnostikverfahren über die Stufen hinweg anzuwenden. Die Einteilung dient für die erste Auswahl eines Diagnostikinstruments, dessen Eignung ist dann immer individuell zu prüfen.

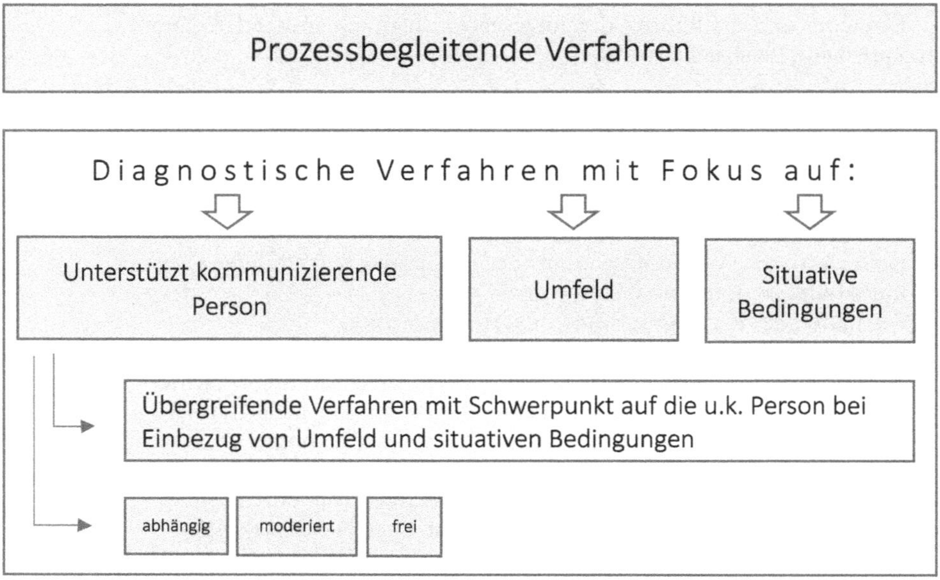

Abb. 13: Schwerpunkte diagnostischer Verfahren in der UK

In Abhängigkeit von den kommunikativen Kompetenzen einer Person existieren Verfahren für spezifische Fragestellungen wie:

- Beobachtungen von Alltagsinteraktionen (z. B. →Triple C, →Kommunikationsmatrix),
- strukturierte Beobachtungen (z. B. →DiaKomm, das →pragmatische Profil, →Focus-G),
- Erhebungen durch Fremdeinschätzungen (→BKF-R),
- Überprüfung von Symbol- und/oder Sprachverständnis (→TASP, →Tipp mal-App, →TROG-D).

Die im Folgenden beschriebenen Materialien stellen eine Auswahl dar, die sich aus ihrer Akzeptanz und Verbreitung in der Praxis ergibt. Entsprechend ist mit der Vorstellung an dieser Stelle keine Wertung bzgl. ihrer Einsatzmöglichkeiten oder der zu erreichenden diagnostischen Qualität verbunden. Eine erweiterte Übersicht über weitere Diagnostik- und Förderkonzepte im Bereich der UK findet sich im Glossar im Anhang.

4.1 Prozessübergreifende Verfahren in der UK

4.1.1 ABC-Modell

Der zirkuläre Prozess von UK-Interventionen wird von Sachse und Bernasconi (2020) im →ABC-Modell (Abb. 14) in drei große Phasen untergliedert. Das Kürzel ABC steht dabei für:

A. = **Aktivitäten** beschreiben: Analyse des Lebensalltags zur Identifikation relevanter Aktivitäten und Kontextfaktoren,
B. = Ziele anhand der **Bereiche** kommunikativer Kompetenz **beschreiben**/Aufgaben der **Bezugspersonen** festlegen (=Maßnahmen),
C. = Kontrolle (**Control**) der Ziele und eingesetzten Maßnahmen im Lebensalltag.

Das ABC-Modell verbindet die bisher beschriebenen Aspekte zu einem zirkulären pragmatischen Planungs- und Evaluationsmodell und stellt eine Möglichkeit dar, die Forderung nach individueller Alltagsorientierung und gleichzeitiger Förderung von kommunikativen Entwicklungsschritten systematisch umzusetzen und zu evaluieren.

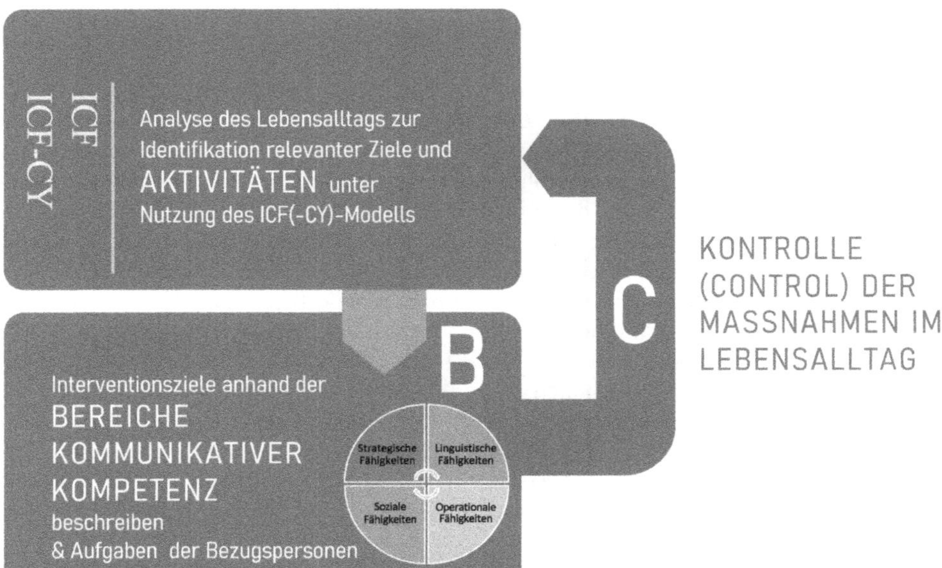

Abb. 14: ABC-Modell

Zu (A) Aktivitäten beschreiben

Die Identifikation einer teilhabebezogenen Aktivität im individuellen Lebensalltag bildet den ersten Schritt der systematischen Interventionsplanung. Entsprechend der ICF, in der Behinderung als Einschränkungen der Teilhabe bei Alltagsaktivitäten beschrieben wird, stehen Alltagsaktivitäten im Fokus der UK-Intervention. Es müssen also zunächst Aktivitäten gefunden werden, die für die u. k. Person individuell bedeutsam sind, bzw. bei sehr abhängigen Personen von denen angenommen wird, dass sie bedeutsam sein könnten und bei denen aktuell die Teilhabemöglichkeiten als begrenzt wahrgenommen werden. Das heißt aber auch, dass sich unterschiedliche Ausgangspunkte für UK-Interventionen ergeben, z. B.:

Maria verweigert sich oft beim morgendlichen Anziehen und sollte deshalb die Möglichkeit bekommen, mitbestimmen zu können, z. B. was und in welcher Reihenfolge sie ihre Kleidungsstücke anzieht.

Nils fühlt sich kaum in die Gruppe der Jungen seiner Klasse integriert und würde gern über Themen wie Fußball oder Harry Potter mitreden können.

Frau Welling würde gerne mit ihrer Schwester über Videotelefonie in Kontakt treten (Bernasconi / Sachse 2021).

Um Situationen mit konkretem Alltagsbezug zu finden, kann die semantische Nähe von *aktiv* und *Aktivität* hilfreich sein. Der Aktivitätenbezug sollte dennoch nicht mit einem Zwang zum Aktivsein verwechselt werden, sondern der Blick sollte auf die individuelle Teilhabesituation und die Relevanz derselben für die u. k. Person und ihr Umfeld gelenkt werden. Das heißt auch, dass die ausgewählten Aktivitäten einen echten *Mehrwert* mit Blick auf die Erweiterung der kommunikativen Möglichkeiten haben sollten, was eine umfassende Beteiligung der u. k. Person bei der Auswahl der relevanten Aktivitäten beinhaltet sollte (Giel 2017, Webb et al. 2019). Geht es dagegen um Personen, die sich aktiv (noch) nicht beteiligen können, kann die simple Reflexionsfrage, ob die Person das Ziel *selbst* ebenfalls ausgewählt hätte, hilfreich sein.

Die Auswahl einer relevanten Aktivität strebt so die Verbesserung der Teilhabe einer u. k. Person in ihrem sozialen Umfeld an, wobei alle auf die Situation einwirkenden Faktoren im Sinne des ICF-Modells beachtet werden sollten. Diese können die Person selbst betreffen (z. B. hohe oder niedrige Motivation sich mitzuteilen, selbst entwickelte Strategien, Erfahrungen mit UK etc.) als auch das Umfeld (Bereitschaft zur Nutzung von UK, Wissen über UK, Bereitschaft sich zu verändern etc.).

Sind im Team mit den betreffenden Personen eine oder mehrere Aktivitäten ausgewählt worden, die im Rahmen der UK-Interventionen systematisch erweitert werden sollen, steht die Ableitung von möglichst konkreten und operationalisierbaren Interventionszielen an. Dazu wird das Modell der kommunikativen Kompetenz als Grundlage genutzt. Die Passung zur ICF-CY ergibt sich dabei v. a. aus dem Fokus auf gelingende Alltagskommunikation und Teilhabe.

Zu (B) Konkrete Ziele und Maßnahmen beschreiben

Die Formulierung der Ziele für die konkrete Umsetzung stellt den zweiten Schritt im Zyklus des ABC-Modells dar. Hier werden neben der konkreten Zielformulierung auch Aufgaben der Bezugspersonen formuliert. Anhand der vier dargestellten Fähigkeitsbereiche sind möglichst konkrete Maßnahmen im linguistischen, operationalen, strategischen sowie sozialen Fähigkeitsbereich zu beschreiben. Dabei müssen nicht zwingend immer alle vier Fähigkeitsbereiche berücksichtigt werden, sondern die Ziele ergeben sich letztlich in Abhängigkeit von der gewählten Aktivität und der aktuell bestehenden Schwierigkeiten mit Blick auf die Teilhabe.

Die Orientierung an den vorgestellten Modellen hat dabei zwei entscheidende Vorteile: Erstens erfordert der Fokus auf spezifische Aktivitäten einen Austausch der privaten und professionellen Bezugspersonen über den Unterstützungsbedarf und notwendige Maßnahmen und unterstützt so die Forderung nach einer interdisziplinären Ziel- und Konsensfindung. Zweitens entstehen so spezifische Ziele im Sinne von klaren Vorstellungen für alle Beteiligten, wie sie ihr kommunikatives Verhalten in Zukunft gestalten, welche Verantwortung sie jeweils haben und wie die konkrete Situation so gestaltet werden können.

Exkurs: SMARTE Ziele und KISS

Unterstützend empfiehlt sich für die Zielformulierung eine Orientierung am SMART-Prinzip (van Tatenhove 2013). Dieses bündelt letztlich unterschiedliche Konzepte zur Zielformulierung und steht als Akronym für (Pretis 2019):

S – *Spezifisch* heißt, dass das Ziel sich auf eine beobachtbare und konkrete Zielstellung bezieht.

M – *Messbar* zielt auf die Möglichkeit, dass Veränderungen durch Beobachtungen erfasst werden können und nicht auf eine generelle Notwendigkeit des „Messens“ im Sinne eine Testung. Das heißt auch, dass die Beobachtungen unterscheidbar, konkret und klar beschreibbar sein müssen.

A – *Attraktiv* bzw. akzeptabel sollten Ziele aus Sicht der Bezugspersonen sein, da nur nachvollziehbare und sinnvolle Ziele die Chance auf Veränderungen im Lebensalltag ermöglichen.

R – *Realistisch* bezieht sich auf die Angemessenheit des Ziels in Abgleich zur Potentialität der Entwicklungen. Damit ist gemeint, dass weder unrealistisch hohe, noch zu leichte Ziele formuliert werden sollten, was insbesondere im Kontext der UK und der Heterogenität an Entwicklungsverläufen eine besondere Herausforderung darstellt.

T – *Terminierbar* verweist auf den Geltungszeitraum des Ziels und die Notwendigkeit, bereits bei der Formulierung den Zeitpunkt der Überprüfung des Ziels und der Intervention festzulegen.

Auch wenn die SMARTe Zielformulierung immer wieder in der Literatur als sinnvoll beschrieben wird, so stellt die praktische Aufstellung eines Ziel gemäß des SMART-Prinzips oftmals eine große Herausforderung dar.

Ein weiteres Akronym kann hier als Orientierung helfen: KISS steht für „Keep It Small and Simple“ und verweist darauf, dass Ziele bei einfacher und konkreter Formulierung eine höhere Wahrscheinlichkeit haben, dass sie verstanden und erfolgreich umgesetzt werden können. Zudem besteht die Gefahr, sich in zu starker Spezifizierung zu verlieren oder zu sehr auf die unterschiedlichen Aspekte der Zielformulierung zu achten und darüber den Beziehungsaspekt im Kontext der UK-Intervention zu vernachlässigen. Hier ist der Bezug zur konkreten Lebenswelt und die Wichtigkeit der individuellen Sinnhaftigkeit der Ziele für die u. k. Person und ihre Bezugspersonen – auch als Kontrollinstanz innerhalb der Beratung und Interventionsplanung – immer wieder hervorzuheben.

Zu (C) Kontrolle (control) der Maßnahmen und Ziele im Lebensalltag

Die Kontrolle der durchgeführten Maßnahmen stellt einen oftmals bei der Interventionsplanung nur nachrangig bedachten Aspekt dar. Wird erst einmal mit der Intervention begonnen, so ergeben sich weitere Aktivitäten quasi aus der Praxis. Da jedoch die Evaluation im Sinne einer professionellen und systematischen Interventionsplanung und Begleitung von u. k. Personen einen wesentlichen Bestandteil darstellt, sollten Kriterien zur Operationalisierung und zur Evaluation gemäß des SMART-Prinzips bereits bei der Planung der Intervention und dem Aufstellen der Ziele mit bedacht werden. Im ABC-Modell dient dabei als Referenz erneut der individuelle Alltag und die in Schritt A ausgewählte Aktivität bzw. Situation. Bei der Interventionsplanung sollte hier perspektivisch dezidiert beschrieben werden, woran die Effektivität der erdachten Maßnahmen erkannt und wie sie beurteilt werden kann. Es geht dabei nicht um eine unbedingte Zielerreichung, sondern darum, das Vorgehen kurz- bzw. mittelfristig mit Blick auf den Mehrwert für die u. k. Person und ihr Umfeld zu überprüfen. Veränderungen der individuellen Teilhabesituation werden durch den Vergleich mit der ersten Beschreibung und Analyse der Situation sichtbar (z.B. Nils kann Beiträge zum Gespräch beisteuern; Frau Welling führt selbstständig ein Skype-Gespräch mit ihrer Schwester).

Die Möglichkeit zur Operationalisierung hängt dabei wesentlich mit der Art und Weise zusammen, wie das Ziel und die zur Zielerreichung eingesetzten Maßnahmen formuliert und geplant werden. Insofern besitzt der Aspekt der Kontrolle (C) auch eine regulative Funktion, wenn bei der Zielformulierung festgestellt wird, dass Operationalisierungskriterien nicht gefunden werden können und die Ziele dann nochmals überarbeitet und verfeinert werden.

Für das ABC-Modell existiert ein Dokumentationsbogen, der gemeinsam von möglichst vielen Personen sowie der u.k. Person bearbeitet werden sollte. Dadurch werden die theoretischen Modelle operationalisiert und können in Form einer alltagstauglichen Planungshilfe genutzt werden, ohne dass immer eine intensive Einarbeitung in jeden Aspekt der theoretischen Konstrukte notwendig ist. Vielmehr werden die Bezugspersonen und die u.k. Person mit dem Dokumentationsbogen durch das Verfahren nach dem ABC-Modell geführt, um im Rahmen der Interventionsplanung alltagsrelevante und überprüfbare Ziele für systematische UK-Interventionen zu erhalten.

4.1.2 Partizipationsmodell und kooperatives Partizipationsmodell

Das Partizipationsmodell geht auf Beukelman und Mirenda (2013b) zurück und hat Einzug in viele Arbeitsprozesse bei UK-Interventionen gehalten. Es ist dabei nicht nur ein Diagnostik-, sondern im Sinne der Verwobenheit von Diagnostik und Förderung gleichsam ein Interventionsinstrument (Antener 2001a). Dazu gliedern Beukelman und Mirenda das Modell in zwei Abschnitte: Erstens wird eine diagnostische Einschätzung der gesamten kommunikativen Situation einer Person vorgenommen und zweitens diese für die Planung von Interventionen aufgegriffen. Besondere Aufmerksamkeit im diagnostischen Prozess „wird dem direkten Lebensumfeld der betreffenden Person gewidmet und dem Bereich, der die Lebenswelt mit beeinflusst (Schulpolitik, Regelungen zur Eingliederungshilfe etc.). Ferner werden die Barrieren im Prozess der Erweiterung der Kommunikationsfähigkeiten sowie die Veränderungen der relevanten Rahmenbedingungen in den Blick genommen" (Sachse 2010, 72). Im zweiten Teil können dann Vorschläge und Maßnahmen für konkrete Interventionen erarbeitet werden.

Die Arbeit mit dem Partizipationsmodell startet mit einer gegenwartsbezogenen Diagnostik, bei der die aktuellen kommunikativen Bedürfnisse auf Grundlage der individuellen kommunikativen Fähigkeiten analysiert werden. Das Ziel ist hier die rasche Entwicklung und Implementierung eines Kommunikationssystems für den Alltag. Es schließt sich eine zukunftsbezogene Diagnostik an, bei der das Kommunikationssystem variabel und vielseitig weiterentwickelt wird. Das Ziel besteht darin, dass auch Kommunikation ermöglicht wird, die über die Alltagsbedürfnisse hinausgeht. Eine *Follow-Up-Diagnostik* kann im Sinne einer wiederkehrenden Überprüfung des in den ersten beiden Phasen entwickelten Systems eingesetzt werden und empfiehlt sich vor allem bei Menschen mit z.T. rascher Entwicklungsveränderung, z.B. aufgrund von progredienter Erkrankung oder bei Veränderungen der Lebensumstände. Im Partizipationsmodell wird Diagnostik kontinuierlich im Sinne einer Einschätzung der Bedürfnisse, Kompetenzen und Einschränkungen der u.k. Person und ihrer Umwelt ein- und umgesetzt.

Das auf den ersten Blick komplexe Modell (Abb. 15) stellt vor allem sicher, dass kein relevanter Aspekt vergessen wird (Antener 2001). Durch eine grafische Darstellung der Struktur wird die Komplexität zudem reduziert und ein Anhaltspunkt für die Anwendung des Modells im Rahmen von Diagnostik (und Interventionsplanung) gegeben.

Die AutorInnen schlagen dafür folgendes Vorgehen vor:

- Liste von Tätigkeiten und Aktivitäten erstellen.
- Partizipationsmuster Gleichaltriger einschätzen, d.h., die Tätigkeiten der Peergroup in der jeweiligen Situation auflisten.
- Effektivität der Teilnahme der Person an Gesprächen einschätzen.
- Kompetenzen und Barrieren beschreiben. Der Vergleich der Partizipationsmöglichkeiten für die u.k. Person mit den Partizipationsmustern der Gleichaltrigen bietet in Kombination mit dem Wissen über Unterstützungsformen wichtige Anhaltspunkte für die Förderplanung. Zudem wird auch die Seite des Umfeldes beleuchtet (Beukelman/Light 2020). Dazu wird unterschieden zwischen sogenannten
  - *Zugangsbarrieren*, die aktuelle Fähigkeiten und Einschränkungen der u.k. Person, seine Bezugspersonen, die unmittelbare Umgebung sowie die Kommunikationshilfe betreffen und
  - *Gelegenheitsbarrieren*, die alle anderen hemmenden Aspekte einer UK-Intervention beschreiben und i.d.R. außerhalb der u.k. Person und ihres unmittelbaren Bezugssystems liegen, z.B. sozialpolitische oder sozialrechtliche Aspekte, aber auch mangelndes Wissen der Bezugspersonen oder bestimmte Voranname und Einstellungen.

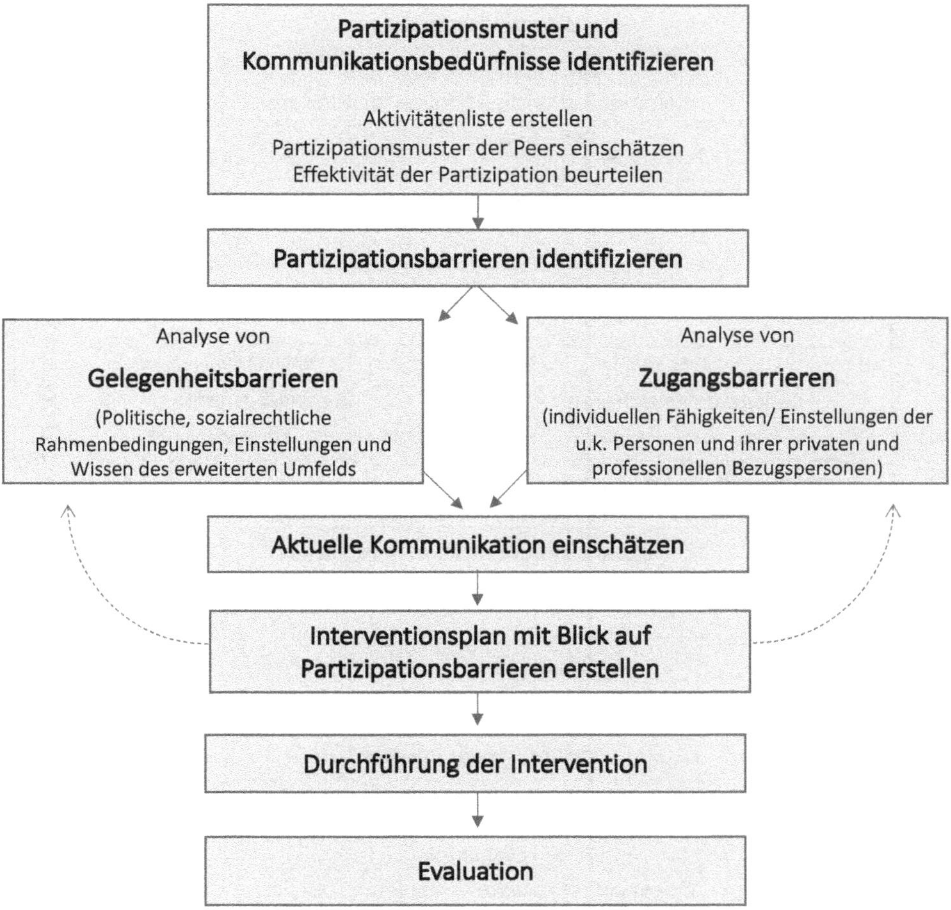

Abb. 15: Partizipationsmodell (in Anlehnung an Beukelman / Mirenda 2013b)

Anschließend erfolgt die konkrete Planung von Veränderungen durch Stärkung positiver und Verminderung von Barrieren. Zum Abschluss eines Zyklus wird die Effektivität der Maßnahmen evaluiert: Hat sich die aktive Teilhabe der u. k. Person erweitert?

Das Partizipationsmodell besitzt dabei eine inhaltliche Nähe zum Gedanken der ICF, indem es kommunikative Einschränkungen und Bedarfe vor allem anhand der Wechselwirkungen zwischen Individuum und

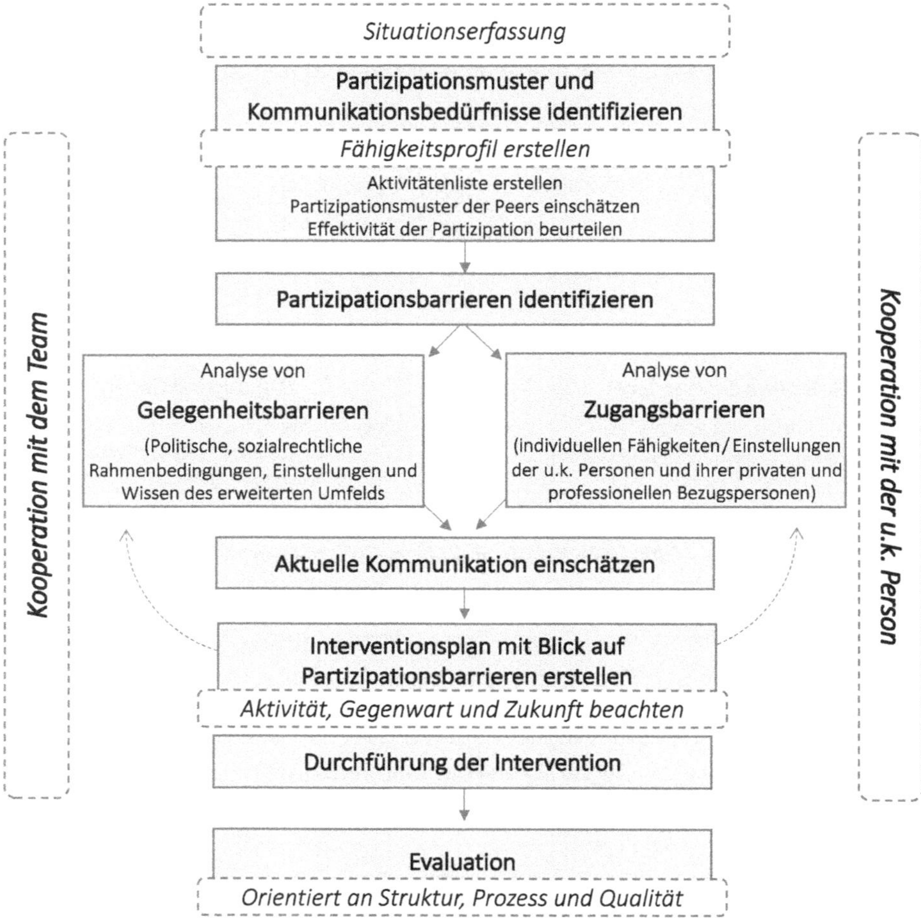

Abb. 16: Das kooperative Partizipationsmodell

Umfeld feststellt und Unterstützungsbedarfe vordringlich auf der Ebene der Kontextbedingungen identifiziert, plant und umsetzt.

Lage und Knobel Furrer (2017) erweitern das ursprüngliche Modell zum *kooperativen Partizipationsmodell* (Abb. 16). Insbesondere die zunehmende Akzeptanz und Berücksichtigung der ICF(-CY) und der dadurch einhergehende Fokus auf Aktivitäten wird von ihnen als Ausgangspunkt der Weiterentwicklung benannt. Dieser Fokus auf Aktivitäten ist im kooperativen Partizipationsmodell zentral. Eine Modifizierung findet dagegen bei der Positionierung des Fähigkeitsprofils im Ablauf des Modells statt. Steht dieses im ursprünglichen Modell am Ende der Betrachtung der Gelegenheits- und Umfeldbarrieren, bevor mit der Interventionsplanung begonnen wird, stellen Lage und Knobel Furrer das Fähigkeitsprofil an den Anfang der Analyse. Gründe dafür sind zum einen Rückmeldungen aus der Praxis mit Blick auf die Praktikabilität und zum anderen der Versuch, tatsächlich auf Alltagsaktivitäten zu fokussieren und weniger die Fähigkeiten der u.k. Person in den Mittelpunkt der Analyse mit Blick auf die Interventionsplanung zu stellen (Lage/Knobel Furrer 2017). Ein weiterer Aspekt in der überarbeiteten Version des Partizipationsmodells ist die Kooperation im Team auch mit der u.k. Person selbst. Das kooperative Partizipationsmodell folgt somit dem ursprünglichen Gedanken von Beukelman und Mirenda, erweitert es jedoch und setzt eine deutliche Akzentuierung hin zur Alltagsorientierung und Integration der u.k. Personen in der Interventionsplanung.

4.1.3 COCP-Programm

Ein weiteres übergreifendes Material ist das Programm Kommunikative Entwicklung von nicht-sprechenden Kindern und ihren KommunikationspartnerInnen (**COCP** = communicatieve ontwijkkeling van niet-sprekende kinderen en hun communicatiepartners), das in Zusammenarbeit zwischen dem Rehabilitationszentrum Heliomare und der Universität Amsterdam in den Niederlanden entstanden ist (Heim/Jonker 1996, Heim, Jonker/Veen 2005). Das Programm fokussiert die kommunikative Entwicklung von u.k. Menschen und ihrer engen Bezugspersonen durch Unterstützung der Eltern-Kind-Interaktion. Grundannahme ist, „dass sich die kommunikativen Fähigkeiten der Kinder im Umgang mit den Erwachsenen, denen sie in den Situationen des Alltags begegnen, entwickeln“ (Heim et al. 2010, 01.026.007). Als übergreifendes Ziel wird die Verbesserung der gegenseitigen Kommunikation im Alltag mit Blick auf die Zielgerichtetheit, die Effektivität sowie die soziale Akzeptanz von Kommunikation genannt. Entsprechend sollen vor allem die Bezugspersonen passende Interaktionsstile und Sprachangebote erlernen und anbieten können.

Der gesamte Prozess der Diagnostik und anschließenden Interventionsplanung ist auch hier zirkulär angelegt und gliedert sich in sieben Stufen (Abb. 17). Zu Beginn werden Hintergrundinformationen gesammelt, das Entwicklungsniveau des Kindes eingeschätzt sowie Interaktionssituationen beobachtet. Anschließend wird ein Ziel festgelegt und die Intervention geplant. Die Umsetzung der UK-Intervention beinhaltet dabei sowohl die Versorgung mit bzw. Adaption von alternativen

Kommunikationsformen für das Kind als auch die Vermittlung förderlicher Kommunikationsstrategien für die Eltern und Bezugspersonen des Kindes. Den Abschluss eines Zyklus bildet auch hier eine Evaluation der durchgeführten Maßnahmen als Gruppenbesprechung.

Im COCP-Programm steht die Betrachtung der Kommunikationsfunktionen, der Kommunikationsformen sowie der sog. Partnerstrategien im Mittelpunkt. Dazu werden über einen festgelegten Zeitraum die verwendeten reaktiven und initiativen Kommunikationsfunktionen sowie die verwendeten Kommunikationsformen beobachtet und dokumentiert.

Die Einschätzung der Kommunikationsfunktionen gehört dabei zur Bestandsaufnahme im diagnostischen Prozess. Als Kommunikationsfunktionen werden benannt:

- Aufmerksamkeit für die/den PartnerIn
- Bemerken, wenn eine Aktivität unterbrochen wird
- Wechselseitiges Handeln
- Akzeptieren eines angebotenen Objekts
- Protestieren und Abweisen
- Wählen
- Grüßen und Verabschieden
- Bitten um Hilfe
- Bitten um einen Gegenstand oder eine Aktivität (in bzw. nicht in der unmittelbaren Umgebung)
- Bitten um Aufmerksamkeit
- Antwort geben auf Ja/Nein-Fragen
- Auskunft erteilen über etwas oder jemand (anwesend bzw. nicht anwesend in der unmittelbaren Umgebung)
- Bitten um Auskünfte
- Ausdrücken von Gefühlen/Gedanken
- Späße machen/so Tun als ob (Heim et al. 2010, 01.026.010)

Mit Fokus auf das Kommunikationsverhalten der Bezugspersonen werden zudem die verwendeten Partnerstrategien erfasst. Nach Heim et al. (2010) steigt die Wahrscheinlichkeit für eine effektive Teilnahme der u. k. Person an Kommunikation und Interaktion, wenn die Bezugspersonen Partnerstrategien möglichst umfassend und bewusst einsetzen.

Die „humorvoll als zehn Gebote“ (Weid-Goldschmidt 2013, 25) bezeichneten **Partnerstrategien** werden wie folgt beschrieben:

- Partnerstrategie 1: Strukturieren der Umgebung
- Partnerstrategie 2: Führung des Kindes folgen, auf Hinweise des Kindes achten

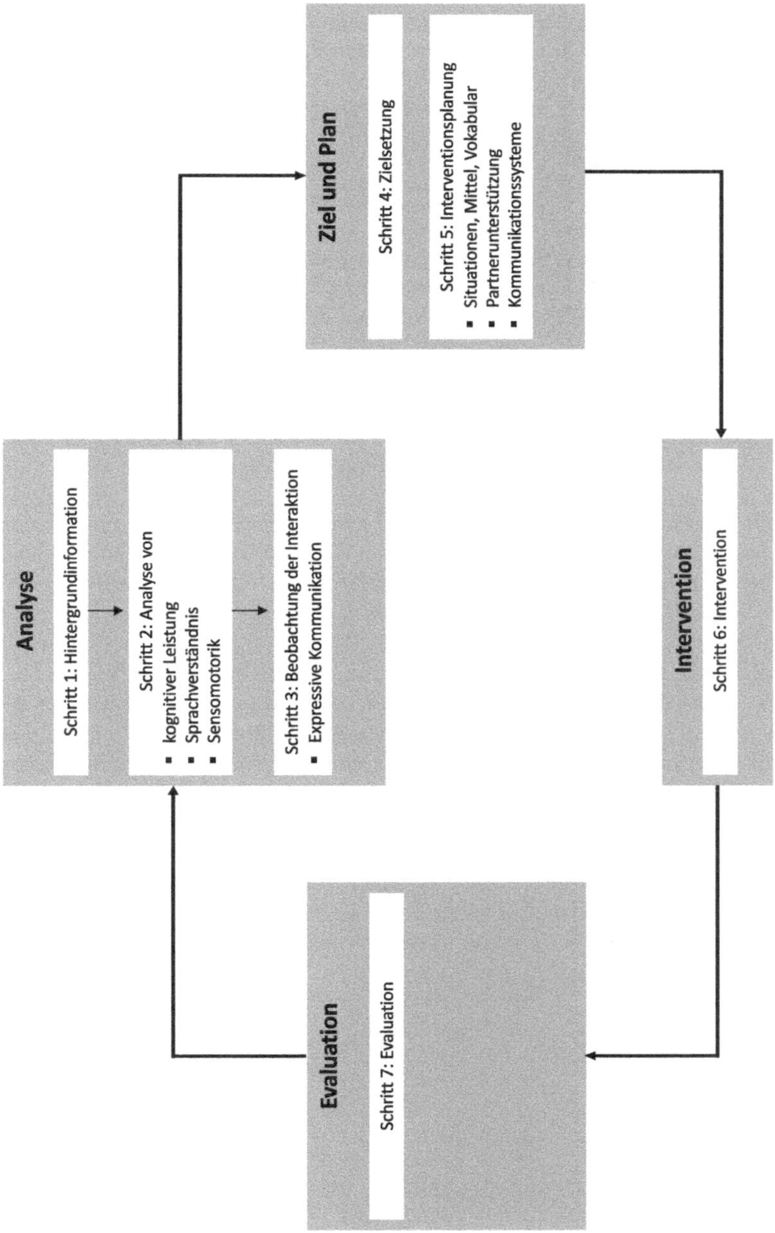

Abb. 17: Zyklus der Intervention im COCP-Programm

- Partnerstrategie 3: der Aufmerksamkeit folgen und diese stimulieren
- Partnerstrategie 4: Gelegenheiten nutzen, kommunikative Interaktionen möglich machen
- Partnerstrategie 5: angemessene Erwartungen haben, Interaktionen erwarten, die zum Entwicklungsstand und den Fähigkeiten der Person(en) passen
- Partnerstrategie 6: ausreichend Zeit geben und das Tempo der Interaktion regulieren
- Partnerstrategie 7: Kommunikationsmodell sein, indem expressiv unterschiedliche Kommunikationsformen modellhaft genutzt werden
- Partnerstrategie 8: das Sprachniveau des Kindes beachten und das eigene Sprachniveau entsprechend anpassen
- Partnerstrategie 9: Hilfestellung anpassen und schrittweise vorgehen
- Partnerstrategie 10: Alle Kommunikationsversuche und -initiativen durch Antworten und Eingehen auf die Person belohnen (Heim et al. 2010, Weid-Goldschmidt 2013, Heim et al. 2010)

Mit den Partnerstrategien soll sowohl im diagnostischen Setting als auch in der sich anschließenden Intervention Kommunikation provoziert und angeregt sowie erleichtert werden. Dabei sollen die Bezugspersonen lernen, „Gelegenheiten für Kommunikation [zu] erkennen und sich auf den Interaktionsstil des Kindes“ (Kristen 2006, 14) einzustellen. Zusätzlich wird eine stärkere Beteiligung der unterstützt kommunizierenden Person ermöglicht. Im COCP werden Videoaufnahmen von Alltagsinteraktionen gemeinsam mit den (meist privaten) Bezugspersonen im Hinblick auf die Umsetzung dieser Partnerstrategien evaluiert. So können kommunikative Ressourcen der Bezugspersonen erfasst und Anregungen für weitere förderliche Kommunikationsstrategien gegeben werden.

Für alle Phasen und Bestandteile des COCP-Programms existieren Formulare und Bögen zum Eintragen von Beobachtungen und Einschätzungen. Um das komplette Programm zu erlernen und in der Anwendung geschult zu sein, können Workshops und Trainingsprogramme besucht werden.

4.2 Auf die Person bezogene übergreifende UK-diagnostische Verfahren

4.2.1 Handreichung UK-Diagnostik

Die Handreichung UK-Diagnostik (Boenisch/Sachse 2007) enthält Beobachtungsbögen, mit denen sowohl der aktuelle Entwicklungsstand eingeschätzt, als auch Hinweise zum Einsatz von Kommunikationshilfen sowie Ziele des Einsatzes erfragt werden können. Zudem werden Lebensbereiche und Situationen, in denen die Kommunikationshilfe angeleitet eingebunden oder spontan eingesetzt wurde, Daten zur Häufigkeit des Einsatzes und zur Akzeptanz der Hilfe etc. erfasst. (Tab. 2)

Tab. 2: Handreichung UK-Diagnostik

Primäre Zielgruppe	Kinder, Jugendliche und Erwachsene auf unterschiedlichen kommunikativen Entwicklungsniveaus
Schwerpunkte der Diagnostik	• Kommunikationsformen und geeignete Kommunikationshilfen • Eingangs-, Förder- und Prozessdiagnostik • Interaktionsfähigkeit fördern • Selbstbestimmung und kommunikative Teilhabe fördern • Kontaktaufnahme unterstützen
Art des enthaltenen Materials	Fragebögen zum Ausfüllen durch TherapeutInnen und/oder Bezugspersonen
Inhalte der Diagnostik	• Aktuelle Kommunikationsfähigkeiten • Stufen des kommunikativen Verhaltens • Kognitive Fähigkeiten und Sprachverständnis • Sensorische Aspekte • Grob- und feinmotorische Fähigkeiten • Emotionale und psychosoziale Aspekte • Umfeld
Erhebung und Auswertung	• Verwendung des kompletten Materials oder nur einzelner Bereiche in Abhängigkeit der diagnostischen Fragestellung • Erhebung mit oder ohne die betreffende Person möglich • Zusammenfassung der einzelnen Aspekte in einer komprimierenden Übersichtstabelle
Hinweise zu Interventionsideen	Ja
Normierung	Nein
Umfang / Praktikabilität	• Umfangreiches, zeitlich und inhaltlich anspruchsvolles Material • Klare Strukturierung und einfach formulierte Fragen und Beispiele erleichtern die Einarbeitung • Beteiligung der u.k. Person möglich • Kenntnis der Stufen des kommunikativen Verhaltens notwendig

4.2.2 GOALS GRID

Mit dem →Goals Grid (Tobii Dynavox/Clarke 2018, Sachse/Bernasconi 2018) liegt eine Übersicht vor, die sich spezifisch auf das Fähigkeitskontinuum zur Entwicklung kommunikativer Unabhängigkeit bezieht und gleichzeitig das Modell der kommunikativen Kompetenz beachtet. Das Fähigkeitskontinuum fungiert dabei als Orientierungshilfe zur Einschätzung einer Person und zur ersten Sondierung, welche Interventionsziele für eine Person passend sein könnten. Das Modell der kommunikativen Kompetenz bietet dann mit den vier Bereichen eine erweiterte Systematik, um sehr konkrete und umfassende Interventionsziele formulieren zu können.

Das ursprünglich auf drei Stufen angelegte Fähigkeitskontinuum wurde im Goals Grid zur besseren Abstufung und Differenzierung auf fünf Fähigkeitsstufen erweitert, indem zwei Übergangsstufen eingefügt wurden (Abb. 18).

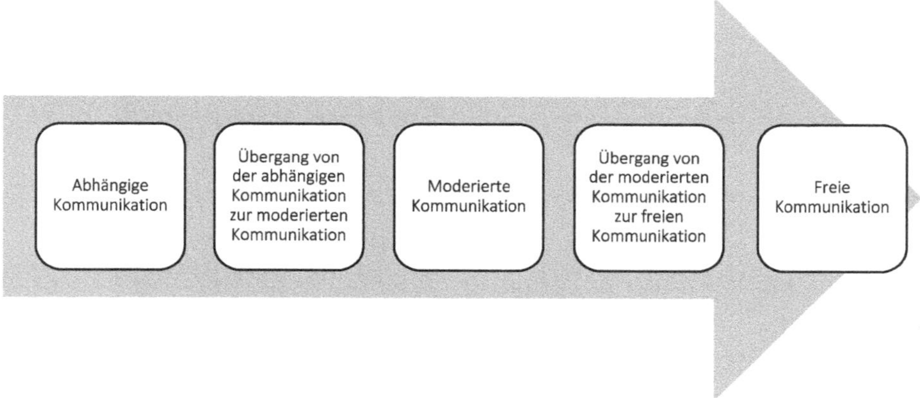

Abb. 18: Erweitertes Fähigkeitskontinuum

Den fünf Stufen werden die vier Bereiche des Modells der kommunikativen Kompetenz (linguistisch, operational, sozial, strategisch) zugeordnet. So entsteht eine Matrix zur diagnostischen Analyse als auch zur Beschreibung von Zielen und Aufgaben der Intervention. Der Fokus liegt dabei im Schwerpunkt auf den expressiven Fähigkeiten einer u. k. Person. Das Goals Grid ist von seiner Ausrichtung auf elektronische Kommunikationshilfen hin erarbeitet worden, es lässt sich jedoch von der Grundstruktur und der Systematik auch für alle anderen Kommunikationsformen nutzen.

Die Stufen im Goals Grid sind bei der Interventionsplanung als Orientierungshilfe gedacht und nicht im Sinne einer diagnostischen Festschreibung. Zu Beginn der Arbeit mit dem Goals Grid sollten die linguistischen Aspekte markiert werden, die eine Person schon zeigt. Bei Aspekten, die noch nicht gezeigt werden oder die noch eher als „Zone der nächsten Entwicklung" fungieren, kann dann überlegt werden, ob es sich um relevante Interventionsziele handelt. Das gleiche Vorgehen wird für die anderen Fähigkeitsbereiche (operational, sozial, strategisch) durchgeführt. Das Goals Grid bildet dabei keine Entwicklungslogik ab, d. h. die einzelnen Fähigkeiten entwickeln sich nicht zwingend in der Reihenfolge, wie sie aufgelistet sind.

Das Goals Grid wurde von Sachse ins Deutsche übersetzt und liegt in einer Faltblatt-Version mit Checkliste vor. (TobiiDynavox, Clarke 2018)

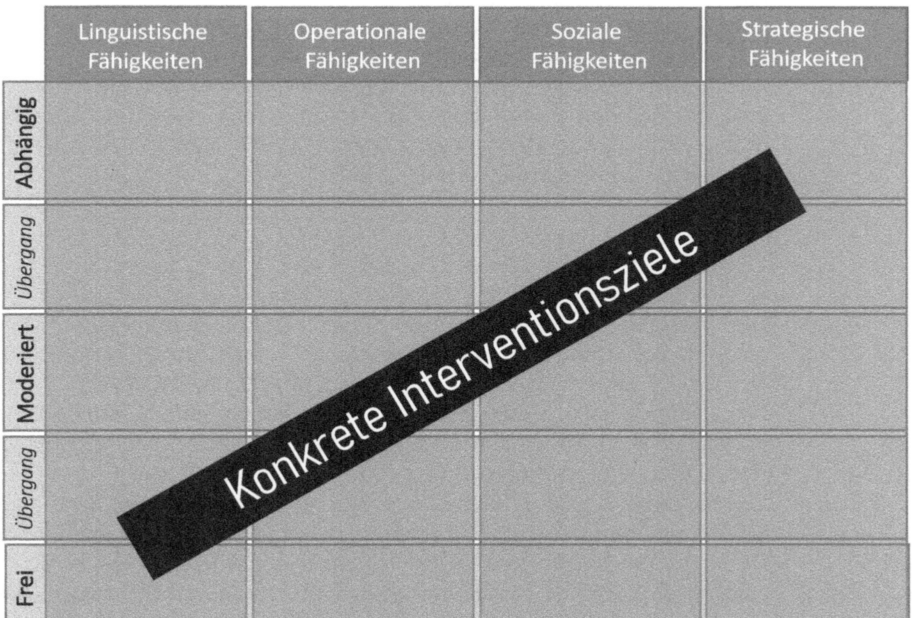

Abb. 19: Übersicht konkrete Interventionsziele

4.2.3 Das Kommunikationsprofil

Das →Kommunikationsprofil nach Kristen (2004) eignet sich vor allem zur Erstellung eines individuellen Überblicks in Form eines Profils in Form einer „Beschreibung des aktuellen Kommunikationsverhaltens (Kommunikationsformen, -funktionen) in Situationen, in denen Kontakt und Kommunikation stattfinden" (Kristen 2010a, 12.017.001). Es wird eine größere Anzahl an Erhebungsbögen sowie eine Entwicklungstabelle für kommunikative Formen und Funktionen angeboten. Dabei werden Informationen zu Motorik, Wahrnehmung und Kognition erhoben sowie übergreifende Fragen gestellt: Wie kommuniziert jemand? Warum kommuniziert jemand? Mit wem kommuniziert jemand? Ferner werden die Kommunikationsformen und -funktionen dezidiert mit Blick auf individuelle Situationen abgefragt und eingeschätzt. Handlungsleitend für die Analyse sind v.a. die Kommunikationsfunktionen, für die jeweils die verwendeten Kommunikationsformen und die entsprechenden Kommunikationssituationen eingetragen werden.

Mit dem Eintragen und anschließenden Auslesen der Ergebnisse in eine Tabelle können sich dann schon erste Ideen für Ziele und Interventionen ergeben, die als ‚nächste Zone der (kommunikativen) Entwicklung' eingeordnet werden können. (Tab. 3)

4.2.4 Förderdiagnostik UK

Das Material →„Kommunikation einschätzen und unterstützen" (Poster inkl. Begleitheft und Anamnesebögen) (Leber 2009b) lässt sich als weiteres Verfahren zur Entwicklungsbeobachtung beschreiben. Das Posterformat ist in Gesprächssituationen eine anschauliche Hilfe, um verschiedene diagnostische Einschätzungen zu diskutieren und um direkt konkrete Interventionsideen zu erhalten. Das Poster differenziert in Anlehnung an die Phasen der frühen Sprachentwicklung nach Kane (2010) die fünf Stufen: Ich, Ich/Du, Ich/Du/die Dinge, Ich/Du/die Dinge/ein Symbol, Explosion des Vokabulars. Für jede Stufe werden exemplarisch konkrete Maßnahmen zur Unterstützung beschrieben, d.h. welche Kommunikationsformen und -mittel wie eingesetzt werden können. Weitere theoretische Bezugspunkte sowie diagnostische Materialien sind das Modell Inhalt, Form und Funktion von Kommunikation, das COCP-Programm, die Triple-C-Checkliste und die von Sarimski (1987) ins Deutsche übertragenen Sprachentwicklungsskalen von Uzgiris-Hunt.

Das Material ist vorwiegend für Personen gedacht, die „evtl. noch nicht intentional kommunizieren und von denen wir vielleicht nicht wissen, was sie verstehen. Es ist gedacht für Personen, die gerade entdecken,

Tab. 3: Das Kommunikationsprofil

Primäre Zielgruppe	Kinder, Jugendliche und Erwachsene auf unterschiedlichen kommunikativen Entwicklungsniveaus
Schwerpunkte der Diagnostik	• Überblick über Kommunikationsformen und -funktionen erhalten • Interventionsplanung mit Fokus auf Kostenübernahme oder die Aufnahme in eine Einrichtung
Art des enthaltenen Materials	• Beratungs- und Diagnosebogen zu Kommunikationsfunktionen und -formen sowie Sprachverständnis, ggf. Missverständnisse und Vorlieben in der Kommunikation • Zusammenfassende Übersichtstabelle
Inhalte der Diagnostik	• Aktuelle Kommunikationsfähigkeiten • Stufen des kommunikativen Verhaltens • Sprachverständnis und Ausdrucksmöglichkeiten • Kompetenzen und Barrieren des Umfelds
Erhebung und Auswertung	• Beobachtung der Kommunikationsfähigkeiten in bestimmten (alltäglichen) Situationen • Ggf. zusätzliche Befragung
Hinweise zu Interventionsideen	Ja
Normierung	Nein
Umfang / Praktikabilität	• Einarbeitung und Umsetzung recht einfach • Beobachtung ist zeitintensiv und muss (ggf.) über längeren Zeitraum erfolgen • Diagnostik der Wahrnehmung, Kognition und Motorik nur im Überblick • Kenntnis der Stufen der kommunikativen Entwicklung wird vorausgesetzt

dass sie mit anderen über etwas kommunizieren können, die erste Zeichen einsetzen, die anfangen Gebärden zu lernen, Fotokarten oder Bildsymbole oder einfache Geräte mit Sprachausgabe zu benutzen, bis hin zu Personen, die die Funktion von Sprache und Kommunikation gelernt haben und deren passiver Wortschatz nur noch eine Form braucht, um auch aktiv explodieren zu können" (Leber 2009b, 2). (Tab. 4)

Tab. 4: Förderdiagnostik UK

Primäre Zielgruppe	Kinder, Jugendliche und Erwachsene auf unterschiedlichen kommunikativen Entwicklungsniveaus, außer für Personen, die bereits ein Sprach- oder Begriffsverständnis besitzen und ihren aktiven Wortschatz täglich erweitern möchten
Schwerpunkte der Diagnostik	• Verortung der Person in einer Stufe, • Möglichkeiten der Verbesserung • Vorbereitung weitere Interventionen • Alternativen zu bisherigen Kommunikationsformen finden
Art des enthaltenen Materials	• Kommunikationsposter, • Begleitheft • Förderdiagnostikbogen
Inhalte der Diagnostik	• Sensorik • Kognition • Motorik • Emotionalität • Kontakt zu Bezugspersonen, • Umgang mit Dingen und Sprachverstehen • Kommunikationsfunktionen, -formen und -inhalte
Erhebung und Auswertung	• Einschätzung der Person anhand von Beobachtungen und strukturierten Fragen in Anlehnung an die Stufen der kommunikativen Entwicklung
Hinweise zu Interventionsideen	Ja
Normierung	Nein
Umfang / Praktikabilität	• hohe Praktikabilität und Umsetzbarkeit • Leichte Sprache • Erleichtert die Anwendung von UK durch gezielte Interventionsideen

4.3 Diagnostische Verfahren der UK für Personen, die abhängig bis moderiert kommunizieren

4.3.1 Triple C: Checklist of Communication Competencies

Die →Triple C Checkliste (Bloomberg et al. 2009, deutsche Version von Braun/Kristen) legt den Schwerpunkt auf die Diagnostik kommunikativer Kompetenzen bei Menschen mit komplexen Behinderungen. Basis der Diagnostik sind Beobachtungen im Alltag. Dazu wird eine Checkliste genutzt, mit der die Beobachtungen in sechs Stufen der vorwiegend präintentionalen Kommunikationsentwicklung strukturiert werden.

Die Stufen im Überblick:

- Stufe 1: Die Personen zeigen hauptsächlich reflexartiges Verhalten. Sie reagieren, verfolgen Objekte oder Personen mit den Augen und zeigen unterschiedliche Grade der Aufmerksamkeit, Zufriedenheit und Unzufriedenheit über Laute oder Mimik.
- Stufe 2: Hier versuchen Personen, neue oder interessante Situationen zu wiederholen. Sie beginnen, eine Erwartungshaltung aufzubauen und reagieren z. B. beim Anblick vertrauter Bezugspersonen.
- Stufe 3: Die Personen führen bereits wechselseitiges Handeln durch. Sie können Handlungen wiederholen, kennen den Ablauf vertrauter Routinen und schauen, wenn jemand auf ein nahes Objekt oder eine Person zeigt. Diese Stufe bildet den Übergang zur intentionalen Kommunikation.
- Stufe 4: Hier können die Personen einfache eine Aufforderung kontextuell befolgen. Sie nutzen bereits einige kommunikative Gesten (zum Beispiel Zeigen oder Winken), setzen Aktivitäten fort, bis ein individuelles Ziel erreicht wird, und reagieren auf den eigenen Namen.
- Stufe 5: Auf dieser Stufe erkennt die Person unbekannte Personen in unbekannten Situationen. Sie versteht zudem, dass wiederkehrende Abläufe im Tagesablauf mit Symbolen repräsentiert werden können. Sie kann Objekte übergeben, um eine Handlung oder situationsbezogene Anweisungen zu befolgen. Ferner kann eine gewisse Hartnäckigkeit beobachtet werden, um an ein Ziel zu kommen.
- Stufe 6: Ab dieser Stufe wird der Zusammenhang zwischen Ursache und Wirkung verstanden, Problemlösungskompetenzen werden entwickelt und Objekte symbolisch genutzt. Zudem bemerken die Personen, wenn Objekte oder vertraute Personen fehlen. Sie können nun Wörter oder Gebärden einsetzen und beginnen damit, erste 2-Wort-Sätze zu bilden.

Die Besonderheit der Triple C liegt darin, dass auch Fähigkeiten auf frühen Stufen der Kommunikation dezidiert erfasst werden können. Das Material setzt damit an einer Stufe an, die in anderen Diagnostikmaterialien nicht so detailliert dargestellt ist. Durch die Orientierung an ersten Kommunikationsentwicklungen kann in der Diagnostik auch keine Person ‚durchfallen', da jede Person zumindest über die Fähigkeiten der Stufe 1 verfügt. Nachteilig ist, dass die Einschätzung hauptsächlich auf einer Fremdeinschätzung beruht und somit immer subjektiv geprägt ist. Zwar werden im Manual Beispiele für die einzelnen Punkte der Checkliste genannt, die konkreten Einschätzungen durch die ausfüllenden Personen sind jedoch mitunter eine Herausforderung.

Dies liegt auch daran, dass die einzelnen Stufen nur z. T. und vor allem analytisch zu unterscheiden sind. In der Praxis „überlappen“ sie sich oftmals, was eine klare Einordnung erschwert. Der Zielgruppe der Triple C ist es dabei oftmals nicht möglich, eine Verifizierung bzw. Falsifizierung über die Ergebnisse zu geben, sodass die Interpretation sehr subjektiv bleibt. Dies ist jedoch gleichsam auch eine Chance, da dadurch eine multiperspektivische Herangehensweise herausgefordert wird. Das Einbringen unterschiedlicher Perspektiven auf dieselbe Situation mit einer Person mit komplexer Behinderung kann dabei als Möglichkeit gesehen werden, etwas mehr Sicherheit in der Diagnostik auf den vorintentionalen kommunikativen Stufen zu erlangen. Dabei können weitere Aspekte, die in der Triple C nicht auftauchen – gelerntes Verhalten, biografische Aspekte, Rahmenbedingungen, „Bauchgefühle“ etc. – aufgegriffen werden. (Tab. 5)

Tab. 5: Checklist Of Communication Competencies (Triple C) (nach Bloomberg et al. 2009)

Primäre Zielgruppe	Menschen auf frühen kommunikativen Entwicklungsniveaus
Schwerpunkte der Diagnostik	• Einschätzung der kommunikativen Entwicklung • Möglichkeiten zur Verbesserung von Kommunikation und Sprache finden
Art des enthaltenen Materials	• Tabelle mit einzelnen Entwicklungsstufen zugeordneten Kommunikationsbeispielen
Inhalte der Diagnostik	• Kommunikation/Interaktion • teilweise Motorik/Sensorik • Interessen und Vorlieben
Erhebung und Auswertung	• Beobachtungsmanual
Hinweise zu Interventionsideen	Nein
Normierung	Nein
Umfang / Praktikabilität	• Übersichtlich durch knappe Tabellenform • einfache und verständliche Formulierungen • Berücksichtigung früher Entwicklungsstufen • Austausch im Team wird gefördert • Kenntnisse der (frühen) Sprachentwicklung notwendig • keine klaren Auswertungskriterien/Analyseschema

4.3.2 DiaKomm (Schreiber/Sevenig 2017)

Das Material →Diagnostik und Kommunikationsförderung (DiaKomm) sieht sich als Instrument zur Entwicklungseinschätzung und gezielten Förderung von Personen mit Bedarf an UK auf frühem kommunikativen Niveau. Das Material kann sowohl für die Diagnostik als auch für die Interventionsplanung genutzt werden. Es wurde vorwiegend für Menschen mit tiefgreifenden Entwicklungsbeeinträchtigungen entwickelt. Neben der Berücksichtigung der Stufen kommunikativer Entwicklung werden die fünf Entwicklungsbereiche Motorik, Kognition, Sprachverständnis, Ausdrucksverhalten und Interaktion in die Analyse einbezogen. Die Auswahl der Entwicklungsstufen und -bereiche stützt sich dabei auf die Ordinalzahlen zur sensomotorischen Entwicklung (Sarimski 1987) sowie auf die Förderdiagnostik bei schwerstbehinderten Kindern (Fröhlich/Haupt 2004, Schreiber/Sevenig 2017).

Das Verfahren umfasst insgesamt 6 Schritte:

- Anamnestische Erhebung der Daten zur Person
- Diagnostik in den 10 vorstrukturierten Situationen
- Auswertung der Reaktionen in den 10 vorstrukturierten Situationen
- Befragung der Bezugspersonen und Auswertung der Befragung
- Planung der UK-Fördermaßnahmen
- Evaluation der Maßnahmen

Nach der Ergebung der anamnestischen Daten erfolgt die eigentliche Diagnostik anhand von zehn vorstrukturierten genau beschriebenen Situationen. Zur Durchführung der Situationen stehen Karten und Materialhinweise zur Verfügung. DiaKomm ermöglicht durch Mini-Interaktionen zu kommunikativen, kognitiven und motorischen Fähigkeiten eine erste grobe Einschätzung des Entwicklungsstandes. Zudem werden konkrete Empfehlungen für die weitere Intervention mit Blick auf die jeweiligen Entwicklungsstufen und -bereiche gegeben. Durch die gleichzeitige Beobachtung und Integration unterschiedlicher Entwicklungsbereiche können so Stärken und Schwächen beobachtet und nicht einseitige Erkenntnisse in lediglich einem Bereich identifiziert werden. Zusätzlich zur Diagnostik in der Situation werden die Bezugspersonen befragt, da nicht alle Entwicklungsniveaus in der Beobachtungssituation erfasst werden können. Vielmehr wird für einige Einschätzungen eine „längerfristige enge Beziehung“ vorausgesetzt, die entsprechend von den Bezugspersonen strukturiert erfragt werden sollte. Aus den eigenen Beobachtungen sowie den Berichten der Bezugspersonen wird dann die letztliche Einschätzung vorgenommen. (Tab. 6)

Die AutorInnen empfehlen, DiaKomm als Verlaufsdiagnostik zu nutzen und etwa alle 4–8 Monate zu wiederholen. Die Durchführung sollte dabei möglichst mittels Videoaufzeichnungen dokumentiert werden, um so eine bessere Vergleichbarkeit zu gewährleisten sowie Entwicklungsverläufe besser zu erkennen (Sevenig/Schreiber 2017).

Tab. 6: DiaKomm (nach Schreiber/Sevenig 2017)

Primäre Zielgruppe	Menschen auf frühen kommunikativen Entwicklungsniveaus
Schwerpunkte der Diagnostik	• Grundlegende Einschätzung des kommunikativen Entwicklungsstands • Entwicklung von Interventionsideen
Art des enthaltenen Materials	• Vorstrukturierte Situationen auf Anleitungs- und Strukturierungskarten • Beobachtungs- und Fragebögen • Entwicklungsskala • Karten mit Interventionsideen
Inhalte der Diagnostik	• Motorik • Kognition • Sprachverständnis • Interaktion • Ausdrucksverhalten
Erhebung und Auswertung	• Beobachtung • Befragung • Angeleitete Situationen
Hinweise zu Interventionsideen	Ja
Normierung	Nein
Umfang / Praktikabilität	• Ausführliches und gut strukturiertes Material • Gute Anleitung der diagnostizierenden Person • Einfach verständliche Karten mit Interventionsideen • Variabler Umfang, Einsatz einzelner Elemente oder des kompletten Materials möglich

4.3.3 Kommunikationsmatrix

Die →Kommunikationsmatrix ist ein Instrument zur Feststellung kommunikativer Kompetenzen von Personen, die sich in frühen Stufen der kommunikativen Entwicklung befinden (Rowland 2011). Diese Personen nutzen in der Regel jegliche Form von Kommunikation, also auch vorsymbolische und nicht-intentionale Formen von Kommunikation. Die Kommunikationsmatrix wurde von Rowland (1990, 1996, 2015) veröffentlicht und von Scholz und Jester (2015) ins Deutsche übersetzt.

Die Kommunikationsmatrix beschreibt vier Gründe für Kommunikation, welche auf jeweils sieben Kompetenzstufen ausdifferenziert werden (Scholz/Jester 2015). Dabei werden besonders die frühen kommunikativen Fähigkeiten bedacht.

Als vier Hauptgründe für Kommunikation auf einer frühen Stufe der Kommunikationsentwicklung werden genannt:

1. etwas Ablehnen, was man nicht will.
2. etwas bekommen, was man will.
3. sich an sozialen Interaktionen beteiligen.
4. Informationen weitergeben oder erhalten.

Diese vier Stufen werden durch die sieben Stufen kommunikativer Kompetenzen ausdifferenziert:

1. prä-intentionale Verhaltensweisen (reflexhaft, reaktiv, aber mit spezifischem Befindlichkeitszustand verknüpft)
2. intentionale Verhaltensweisen (gezielt, jedoch nicht bewusst kommunikativ)
3. unkonventionelle Kommunikation (Diese Stufe markiert den Übergang zur intentionalen Kommunikation, wobei unkonventionelle Mittel genutzt werden.)
4. konventionelle Kommunikation (Erwerb konventioneller Verhaltensweisen)
5. konkrete Symbole (als Symbole genutzte Bilder oder Objekte)
6. abstrakte Symbole (Einsatz abstrakter Symbole, ohne diese zu kombinieren)
7. Sprache (Nutzung von sprachlichen Symbolen in Kombination)

Im Ergebnis entsteht so eine umfangreiche Matrix, die durch strukturierte Fragen für die Beobachtung ergänzt wird. Die Kommunikationsmatrix wird mittels Beobachtungen im Alltag gefüllt und erlaubt im Anschluss einen Überblick und Eindruck hinsichtlich der Entwicklung der beobachteten Person. Es handelt sich dabei um eine eher kleinschrittige Analyse, welche den Schwerpunkt im Bereich der frühen Kommunikation setzt und gleichsam Hinweise für die Interventionen geben soll. Sie trägt allen Ausdrucksformen Rechnung und richtet sich deshalb insbesondere an Personen, die (noch) nicht über konventionelle Mittel zur Kommunikation verfügen.

Die Tabellen können zur **Beobachtung von Alltagsinteraktionen**, zur Analyse videografierter Interaktionen oder auch als Grundlage für Teambesprechungen und damit zum Abgleich der verschiedenen Fremdeinschätzungen genutzt werden.

4.3.4 BKF-R

Der →Beobachtungsbogen zu kommunikativen Fähigkeiten Revision (BKF-R) (Scholz et al. 2014, 2019a) ist ein Beobachtungsinstrument zur multiperspektivischen Einschätzung „kommunikativer beziehungsweise kommunikationsrelevanter Kompetenzen“ (Scholz et al. 2019a, 6). Die Einschätzung erfolgt dabei auf einer allgemeinen Ebene innerhalb spezifischer Situationen. Grundlage sind Langzeitbeobachtungen mit den Zielen, Unterschiede in der Einschätzung verschiedener beobachtender Personen festzustellen und in Abgleich miteinander zu bringen, um weitergehend gemeinsam Ideen und Anregungen für die Intervention zu entwickeln.

Grundsätzlich sind zwei Einsatzmöglichkeiten denkbar: Zum einen kann multiperspektivisch eine Situation beobachtet werden, zum anderen können auch verschiedene Personen verschiedene Settings beobachten.

In beiden Fällen werden die Beobachtungen durch ein computergestütztes Auswertungsprogramm gesammelt und verglichen. So werden die unterschiedlichen **Fremdeinschätzungen** miteinander in Abgleich gebracht und dem Umstand Rechnung getragen, dass Kommunikation stets situations- und personenabhängig ist und sich kommunikative Ressourcen nicht immer oder überall beobachten lassen.

Der BKF-R ist kein ad hoc-Instrument für die einmalige Beobachtung; eine Einschätzung kommunikativer Kompetenzen sollte vielmehr erst nach mehrmaligen Beobachtungssituationen vorgenommen werden. Das Material besteht aus fünf Modulen, innerhalb derer Fragen zu folgenden Themen aufbereitet sind: (1) situationsspezifische Kommunikation und (2) grundlegende kommunikative Fähigkeiten fungieren dabei als Basismodule, (3) Wahrnehmung, (4) Orientierung und (5) Motorik als erweiterte Module. Die Basismodule sind dann nochmals thematisch untergliedert. Aufgrund des Umfangs des Materials empfehlen die Autoren, eine Auswahl der jeweils benötigten Module im Rahmen der Diagnostik zu verwenden. Die Fragen der einzelnen Module werden mittels einer vierstufigen Skalierung beantwortet.

4.4 Diagnostische Verfahren der UK für Personen, die moderiert bis frei kommunizieren

Personen, die moderiert kommunizieren, können sich in ihrem jeweiligen individuellen Rahmen symbolisch ausdrücken. Dadurch ist eine direkte Kompetenzprüfung in einem testähnlichen Setting möglich. Sprachtherapeutische Verfahren lassen sich mit Personen, die moderiert kommunizieren können, teilweise durchführen, müssen ggf. jedoch für eine Auswahl über Blick oder Scanning adaptiert werden. So kann im individuellen Setting eine differenzierte Diagnostik des Sprachverstehens vorgenommen werden (Schellen 2016, Liehs/Marks 2014).

4.4.1 TASP

Der **TASP** ist ein →Test zur Abklärung des Symbol- und Sprachverständnisses in der Unterstützten Kommunikation und bietet umfangreiches Material zur Überprüfung an (Bruno/Hansen 2009). Die Ergebnisse des TASP können eine Orientierung bei der Gestaltung und Vokabularauswahl für eine nicht-technische oder technische Kommunikationshilfe bieten. (Tab. 7)

Tab. 7: TASP

Primäre Zielgruppe	Menschen mit einem erweiterten Kommunikationsbedürfnis, für die eine symbolbasierte Kommunikationshilfe angedacht ist
Schwerpunkte der Diagnostik	• Systematische Analyse des Symbolverständnisses
Art des enthaltenen Materials	• Aufstellbarer Ordner mit Anleitung und Material für die Durchführung von vier Untertests
Inhalte der Diagnostik	• Symbolgröße und -anzahl • Wortarten (Objekte, Tätigkeiten, Personen, Adjektive, Orte, Präpositionen, Pronomen und Artikel) Kategorienverständnis • Syntaxverständnis
Erhebung und Auswertung	• Informeller Einzeltest
Hinweise zu Interventionsideen	• Nein, aber es werden detaillierte Hinweise mit Blick auf die Gestaltung und Strukturierung von Kommunikationshilfen gegeben
Normierung	Nein
Umfang / Praktikabilität	• Gut in einer Sitzung durchführbar, kann auch auf mehrere Termine aufgeteilt werden. • Einfach Einarbeitung und Handhabbarkeit, motivierendes UK-spezifisches Material • Motorische Fähigkeiten zum Zeigen notwendig

4.4.2 Tipp mal

Eine iPad-gestützte Überprüfung zum symbolgestützten Sprachverstehen bietet →Tipp mal (Leber/Vollert 2016, 2020) an. Aktuell existiert eine Version für Kinder und Jugendliche und eine für Erwachsene. Die

Versionen unterscheiden sich vor allem darin, dass einige Abbildungen verändert sind und die Probanden in der Version für Erwachsene mit „Sie" angesprochen werden. Tipp mal wurde ursprünglich für Kinder konzipiert und überprüft das Sprachverständnis von Kindern ab etwa zwei Jahren bis zum Schuleintritt. Weitere Zielgruppen sind neben Menschen mit Bedarf an UK, Kinder mit Migrationshintergrund, Kindern im Förderschwerpunkt Sprache, geistige Entwicklung oder körperlich-motorische Entwicklung sowie Erwachsenen mit Behinderung (Leber/ Vollert 2016, 2020).

Ziel bei Tipp mal ist neben der fachlich fundierten Feststellung des Sprachverständnisses auch, den Bezugspersonen eine einfache Möglichkeit zu geben, um Informationen über das Sprachverständnis ihrer Kinder zu erhalten. Durch die bessere Kenntnis des Sprachverständnisses können passende Angebote gemacht und Missverständnisse vermieden werden. Insbesondere bei Menschen mit Bedarf an UK ist es wichtig, dass nicht nur das aktive Sprachvermögen, sondern auch der Sprachverständnisstand bekannt sind.

Die App besitzt eine Protokollfunktion, die konkrete Hinweise für die weitere Förderung gibt. (Tab. 8)

Tab. 8: Tipp mal

Primäre Zielgruppe	Kinder und Jugendliche Erwachsene in der angepassten Version
Schwerpunkte der Diagnostik	• Systematische Analyse des Sprachverständnis und des Sprachentwicklungsstandes
Art des enthaltenen Materials	• 70 App-gestützte Fragen zur Überprüfung nach einfachem Frage-Antwort-Schema
Inhalte der Diagnostik	• semantische und syntaktische Fähigkeiten (Substantive, Pluralfunktionen, Konjugationen, situationsunabhängiges Verstehen von Wörtern, Satzstellung, satzübergreifendes Sprachverstehen)
Erhebung und Auswertung	• Spielerischer Test mittels einer App
Hinweise zu Interventionsideen	• Förderideen in der App enthalten
Normierung	Nein
Umfang / Praktikabilität	• Einfache Durchführung • Hoher Aufforderungscharakter • Einzelne Module sind voneinander unabhängig testbar

4.4.3 TROG-D

Der →Test zur Überprüfung des Grammatikverständnisses TROG-D (Fox 2013, Fox-Boyer 2016) ist ein dezidierter Test zur Überprüfung des Sprach- und Grammatikverständnisses für Kinder im Alter von 3;0–10;11 Jahren. Im Test werden unterschiedliche grammatikalische Strukturen überprüft. Im Kontext der Diagnostik in der UK müssen ggf. Anpassungen vorgenommen werden. (Tab. 9)

Tabelle 9: Trog-D

Primäre Zielgruppe	Kinder bei denen eine Beeinträchtigungen des Sprachverständnisses im Raum steht
Schwerpunkte der Diagnostik	• Systematisches Grammatikverständnis
Art des enthaltenen Materials	• Sprachfreies Verfahren mit vier Untertests:
Inhalte der Diagnostik	• Überprüfung von 21 grammatischen Strukturen anhand von vorgegebenen Sätzen und Bildern (z.B. Passiv, 2- oder 3-Element-Sätze, Präpositionen, Plural, Verneinung, Personalpronomen, Relativsätze, Konjunktionen).
Erhebung und Auswertung	• Einzeltest • Quantitative und qualitative Auswertung möglich
Hinweise zu Interventionsideen	Nein
Normierung	ja, Abbruchkriterien liegen vor
Umfang / Praktikabilität	• Gut einsetzbares Verfahren für Kinder und Jugendliche. Ergänzung der normierten quantitativen Auswertung durch die qualitative Auswertung, die Hinweise zum Sprachverstehen gibt • motorische Fähigkeiten zum Zeigen und Symbolverständnis notwendig

4.4.4 Das Pragmatische Profil

Einen spezifischen Ansatz auf Kommunikation verfolgt das pragmatische Profil die Analyse kommunikativer Fähigkeiten von Kindern (Dohmen et al. 2009). Im Kern steht hier die qualitativ-deskriptive Analyse pragmatisch-kommunikativer Fähigkeiten, welche durch ein strukturiertes Interview erfasst werden. In dem Interview werden Eltern und Bezugspersonen um eine Einschätzung der pragmatischen Kompetenzen von Kindern bis zehn Jahren (Interviewversion I (bis ca. 4;11 Jahren), Interviewversion II (von ca. 5 bis 10 Jahren) in variierenden Alltagssituationen befragt.

So soll eine Einschätzung eines Kindes durch Orientierung an der kommunikativen Entwicklung ermöglicht werden. Das Pragmatische Profil ist die Übersetzung und Überarbeitung des „Pragmatics Profile of Everyday Communication Skills in Children“ von Dewart und Summers (1995). Es wurde dabei für den deutschen Kultur- und Sprachraum adaptiert und erweitert.

In insgesamt vier Teilen werden unterschiedliche Aspekte der pragmatischen Kommunikationsfähigkeit untersucht und darauf aufbauend ein qualitatives Bild des Kommunikationsverhaltens eines Kindes erstellt. Teil A widmet sich den Möglichkeiten von Kindern, unterschiedlich komplexe Intentionen auszudrücken. In Teil B wird der Fokus auf die Reaktionen des Kindes auf kommunikative Angebote gelenkt. Teil C lenkt den Blick dezidiert auf die Möglichkeiten des Kindes, kommunikative Interaktionen aufrecht zu erhalten, zu steuern und zu organisieren, und Teil D untersucht, inwieweit sich die Kommunikation des Kindes in unterschiedlichen Kontexten unterscheidet und welche Kommunikationsfunktionen wo mit wem genutzt werden (Dohmen et al. 2009). Das Instrument ist recht umfassend theoretisch erläutert und gibt einen guten Überblick über die einzelnen Bezugsmodelle und theoretischen Annahmen, indem beschrieben wird, welche kommunikativen Fähigkeiten ausgewählt wurden, wo diese ihre theoretischen Bezüge haben sowie ob und welche empirischen Belege existieren.

Durch systematisierende Zusammenfassungen der Interviewteile wird zudem ein Ausblick für mögliche Ansatzpunkte der weiteren therapeutischen und pädagogischen Förderung gegeben und so der Bezug zur gezielten Interventionsplanung hergestellt. (Tab. 10)

Tab. 10: Das pragmatische Profil

Primäre Zielgruppe	Kinder bis zum Alter von 10 Jahren
Schwerpunkte der Diagnostik	Pragmatisch-kommunikative Fähigkeiten
Art des enthaltenen Materials	• Interviewbögen • Auswertungsmasken
Inhalte der Diagnostik	• Individuelle kommunikative Fähigkeiten, z.B. Aufmerksamkeit zeigen, widersprechen, grüßen, Benennen und Kommentieren, Informieren, Erzählen, Reaktion auf Aufforderungen u.a.
Erhebung und Auswertung	• Fremdeinschätzendes informelles Interview mit den Bezugspersonen und/oder TherapeutInnen, • Auswertung mittels des „Profils der individuellen kommunikativen Fähigkeiten"
Hinweise zu Interventionsideen	Ja
Normierung	Nein
Umfang/ Praktikabilität	• Gut einsetzbares Verfahren mit spezifischem Blick auf Alltagskommunikation und unterschiedliche kommunikative Funktionen. • Umfang der Interviews variiert, je nach beteiligter Person und Kind, kann aber gut in einer Sitzung durchgeführt werden

4.4.5 FOCUS-G

Mit dem Ziel, die ICF(-CY) mehr in die sprachtherapeutische Praxis zu implementieren, wurde 2012 der FOCUS entwickelt. Es handelt sich dabei um einen frei verfügbaren, einfach anzuwendenden und auszuwertenden Fragebogen für Eltern und/oder Bezugspersonen sowie SprachtherapeutInnen. Die enthaltenen Items haben dabei alle eine ICF-(CY)-Entsprechung.

Der FOCUS©-G (Fokus auf den Erfolg der Kommunikation für Kinder unter sechs Jahren) hat damit die Zielsetzung, die Möglichkeiten zur Kommunikation und Partizipation von Kindern mit ihrer Umwelt zwischen anderthalb und sechs Jahren zu erfassen (Thomas-Stonell et al. 2010). Es existieren zwei Versionen (Eltern- und SprachtherapeutInnen-Version), die die gleichen inhaltlichen Items enthalten. Mit den insgesamt 50 Items wird im ersten Teil des Bogens das sprachliche Verhalten des Kindes im Alltag und im zweiten Teil der Unterstützungsbedarf analysiert. Die Beantwortung der Fragen erfolgt mittels einer 7-stufigen Likert-Skalierung. Eine Besonderheit des FOCUS-G liegt darin, dass es sich um ein ICF-CY-orientiertes Diagnostikum handelt. Entsprechend „können die einzelnen Items des FOCUS©-G genauen ICF-CY-Codes zugeordnet werden“ (Neumann et al. 2018, 16). Die englische Originalversion ist mehrfach validiert (Thomas-Stonell et al. 2010), für die deutsche Version konnten die Konstruktvalidität, die interne Konsistenz und die Test-Retest-Reliabilität bestätigt werden (Neumann et al. 2018).

Die Eltern-Version des FOCUS© sowie das zugehörige Manual wurden bisher in insgesamt 19 verschiedene Sprachen übersetzt. Auch wenn es sich hier zunächst um ein sprachtherapeutisches Instrument mit Fokus auf der Lautsprache handelt, kann der Bogen auch im UK-Kontext eingesetzt werden, wenn man das Verständnis der in den Materialien erfragten Sprache auf die Nutzung von Medien aus dem Kontext der UK erweitert. (Tab. 11)

Tab. 11: Focus-G

Primäre Zielgruppe	Kinder unter 6 Jahren
Schwerpunkte der Diagnostik	• Erfassung des Outcomes durchgeführter Sprachtherapie • Einschätzung der kommunikativen Partizipation von Kindern mit sprachlichen Auffälligkeiten
Art des enthaltenen Materials	• Fragebögen für Eltern/Bezugspersonen und SprachtherapeutInnen • Kostenfreier Download der Fragebögen möglich
Inhalte der Diagnostik	• Expressive Fähigkeiten, Pragmatik, rezeptive Fähigkeiten in der Domäne „Sprechen“ • Verständlichkeit, expressive Leistungen, Soziales/ Spiel, • Selbstständigkeit und Bewältigungsstrategien in der Domäne „Performanz“
Erhebung und Auswertung	• Fragebogenerhebung • Quantitative Auswertung mittels eines separaten Bogens
Hinweise zu Interventionsideen	Ja
Normierung	Ja
Umfang / Praktikabilität	• Gut strukturiertes Verfahren • Für die Auswertung sind sprachtherapeutische (Grund-) Kenntnisse sowie Wissen über die ICF in der Anwendung nötig. • Ausfüllen durch Eltern oder andere Bezugspersonen alleine möglich (Dauer: ca. 10–15 Minuten) • Blick auf die kommunikative Partizipation erweitert das Spektrum von UK-Interventionen

4.4.6 Einbezug weiterer sprachtherapeutischer Verfahren

SETK

Von den →Sprachentwicklungstests für Kinder (Grimm et al. 2010a) existieren verschiedene Versionen.

Der →SETK-2 richtet sich an Kinder im Alter von zwei Jahren und erfasst sowohl die produktive, als auch die rezeptive Sprache sowie Sprechleistungen der Kinder. Der Test gliedert sich in vier Untertests (Produktion I: Wörter, Produktion II: Sätze, Verstehen I: Wörter, Verstehen II: Sätze. Im Produktionsbereich müssen mit aufsteigender Schwierigkeit Objekte, Objektabbildungen und Ereignisse benannt werden, im Verstehensbereich können die Kinder durch die Auswahl eines passenden Bildes zu einer Aussage ihr Sprachverständnis zeigen.

Der →SETK 3–5 erfasst die sprachlichen Fähigkeiten mit Blick auf Produktion und Rezeption bei Kindern zwischen drei und fünf Jahren und gliedert sich in vier (bis vier Jahre) bzw. fünf Untertests. Als Zeitspanne für die Durchführung der Test werden jeweils ca. 25–30 Minuten angegeben (Grimm et al. 2010b).

PDSS

Die →Patholinguistische Diagnostik bei Sprachentwicklungsstörungen (Kauschke/Siegmüller 2002; 2010) prüft sowohl rezeptiv als auch expressiv durch Vergleich mit normierten Daten den Sprachentwicklungsstand von Kindern im Alter zwischen 2 und 6;11 Jahren. Es werden die Bereiche Phonetik-Phonologie, Lexik-Semantik sowie Grammatik berücksichtigt. Einige Teile des Materials können durch Bildauswahl sprachfrei gestaltet werden, in anderen Bereichen sind sprachliche Reaktionen und Aussagen notwendig.

HSET

Der Heidelberger Sprachentwicklungstest (Grimm/Schöler 2001) ist ebenfalls ein Test zur Feststellung eines allgemeinen sprachlichen Entwicklungsstandes. Dabei werden u.a. die Bereiche Verstehen grammatikalischer Strukturformen, Plural-Singular, Imitation, Korrektur semantisch inkorrekter Sätze, Benennungsflexibilität oder Begriffsbildung berücksichtigt. Zudem wird auf Satzbildung, Wortfindung und Textgedächtnis eingegangen.

MSVT

Der Marburger Sprachverständnistest (Elben/Lohaus 2000) prüft das Sprachverständnis von Kindern zwischen ca. fünf und sieben Jahren auf den Ebenen Semantik, Syntax und Pragmatik. Die Überprüfung erfolgt durch das Auswählen und Identifizieren von Bildern zu Aussagen sowie die Beantwortung von Multiple-Choice-Aufgaben. Der Gesamttest ist eher umfangreich und erfordert eine Durchführungsdauer von ca. 35–45 Minuten.

Neben den oben beispielhaft genannten Verfahren existieren eine Vielzahl an weiteren sprachtherapeutischen Materialien, die (mitunter mit Adaptionen) auch im Kontext der Diagnostik in der UK eingesetzt werden können. Eine Übersicht zu den Materialien findet sich z. B. bei Nonn (2011b) oder auch bei Kaiser-Mantel (2012). Neben den hier beispielhaft vorgestellten Materialien sei für eine erweiterte Übersicht über sprachtherapeutische Verfahren mit unterschiedlichem Fokus zudem an dieser Stelle auf Spreer (2018) oder Müller et al. (2021) verwiesen.

4.5 Auf die Bezugspersonen bezogene UK-diagnostische Verfahren

Den Bezugspersonen kommt als direkten KommunikationspartnerInnen in der Interaktion eine bedeutende Rolle zu. „Der Erfolg von UK-Interventionen hängt wesentlich vom Verhalten der Kommunikationspartner ab“ (Weid-Goldschmidt 2013, 23). Entsprechend sollten zunächst Personen identifiziert werden, die in den diagnostischen Prozess einbezogen werden müssen.

Ob und inwieweit eine (potentiell) u.k. Person ihre Ressourcen zeigen und alternative Kommunikationsformen effektiv nutzen kann, hängt maßgeblich vom Verhalten der KommunikationspartnerInnen ab. Deshalb ist es wichtig, sie für die kommunikativen Chancen im Alltag zu sensibilisieren und in einem kooperativen Erfahrungsaustausch zu besprechen, wie therapeutische Ziele in den Alltag übertragen werden können (Wilken 2021a).

Das Verhalten der Bezugspersonen wird im **Partizipationsmodell** (Beukelman/Mirenda 2013, Lage/Knobel-Furrer 2017) zu den möglichen Gelegenheitsbarrieren, die die Teilhabe einschränken können, gezählt. Auch im COCP stehen die Bezugspersonen im Fokus der Diagnostik und Interventionsplanung, insbesondere durch die enthaltenen zehn Partnerstrategien.

Kristen (2006) gibt darüber hinaus Hinweise darauf, wie Bezugspersonen zu hilfreichen und unterstützenden KommunikationspartnerInnen werden können. Dabei macht sie deutlich, dass die Bezugspersonen insbesondere zum Start von UK-Interventionen regelmäßige alltagsbezogene Hilfestellungen und Anleitungen benötigen, da im Alltag häufig Situationen nicht bemerkt werden, in denen eine kommunikationsförderliche Situation geschaffen oder gestaltet werden könnte. Das vorgestellte ABC-Modell kann hier helfen, bedeutsame Alltagssituationen zu identifizieren. Oftmals werden z. B. Bedürfnisse der u. k. Personen vorweggenommen, ohne dass das Erkennen eines Bedürfnisses als Ausgangspunkt für eine kommunikative Situation genutzt wird.

Förderliche Verhaltensweisen und Strategien können im Kontext der Diagnostik erfragt, beobachtet oder auch gezielt untersucht werden, mit ihnen können bewusst Situationen für echte Kommunikation im Alltag geschaffen werden. Solche förderlichen Verhaltensweisen/Strategien sind (Kristen 2006):

- *Etwas-fehlt-Situation*, z. B. indem durch die Abwesenheit eines benötigten oder bedeutsamen Gegenstandes Kommunikation herausgefordert wird.
- *Verzögerte-Handlung-Strategie*, z. B. durch bewusstes Unterbrechen einer gerade begonnenen oder beobachtbaren Handlung.
- *Unvollständiges Material*, z. B. werden nur einige Teile eines Spiels präsentiert und die weiteren müssen mittels einer Bildkarte eingefordert werden.
- *Verzögerte Hilfe*, z. B. durch Abwarten bis eine „Hilfe-Gebärde" gezeigt wird, bevor die Hilfestellung erfolgt.
- *Etwas-ist-falsch-Strategie*, z. B. indem in Auswahlsituationen absichtlich ein falscher Gegenstand gereicht wird.
- *Unterbrochene Routinen*, z. B. indem Pausen bei alltäglichen Abläufen wie Zähneputzen oder Anziehen eingelegt werden oder beim Vorlesen absichtlich mit dem Umblättern der Seite gewartet wird.

Eisenberg (2020) beschreibt ebenfalls zehn Strategien, die den Bezugspersonen helfen können, UK-Interventionen im Alltag zu erweitern und umzusetzen:

1. Einbezug der Wünsche und Möglichkeiten der Bezugspersonen bereits im Diagnostikprozess
2. gezielte Termine mit den Bezugspersonen zum Erklären und Trainieren spezifischer UK-Interventionsaspekte (Modeling etc.)
3. Anleitung bzw. therapeutische Unterstützung im Alltag der Familien
4. direkte Instruktion von Techniken (Modeling, Prompting) in der Situation
5. auf die aktuellen Befindlichkeiten und kommunikativen Notwendigkeiten eingehen (, auch wenn andere Dinge geplant waren)
6. motivierende und alltagsrelevante Situationen für die u. k. Person und die Bezugspersonen in den Fokus stellen
7. Fachliche Erkenntnis verständlich erläutern, um den Nachvollzug zu erleichtern
8. auch erfahrenen Bezugspersonen fachliche Erkenntnisse erläutern

9. vor allem bei elektronischen Kommunikationshilfen den Fokus auf die Kommunikation und nicht auf die weiteren Möglichkeiten des Geräts (Spiele, Videos schauen etc.) lenken
10. so oft wie möglich in Kontakt treten und bleiben

4.5.1 Soziale Netzwerke

Das Material →Soziale Netzwerke von Blackstone und Hunt Berg (2003, Wachsmuth 2006) liefert zur Analyse und Rollenbeschreibung der Bezugspersonen konkretes Material. Bedeutsam ist weiter, mit welcher Einstellung und Haltung die KommunikationspartnerInnen sich am förderdiagnostischen Prozess beteiligen.

Das englische Original ‚Social Networks: A Communication Inventory for Individuals with Complex Communication Needs and their Partners' wurde 2003 herausgegeben. 2006 erschien die deutsche Übersetzung von Wachsmuth unter dem Titel „Soziale Netzwerke". Die Besonderheit des Materials liegt darin, dass es den Fokus auf die sozialen Beziehungen und die jeweiligen KommunikationspartnerInnen der u. k. Person und den jeweiligen Einfluss dieser Personen auf die Kommunikation lenkt. So wird z. B. deutlich, wie viele Freunde und Bekannte die Personen haben, mit wem regelmäßig kommuniziert wird und wo Schwierigkeiten mit Blick auf die kommunikative Teilhabe bzw. Isolation zu sehen sind.

Im Material wird bzgl. der Entwicklungsstufen der Kommunikation auf das Fähigkeitskontinuum verwiesen. Die Einschätzung wird dabei darüber begründet, welche Kommunikationsform letztlich individuell am effektivsten genutzt wird und wie hoch die kommunikative Unabhängigkeit damit ist.

Kernstück der „Sozialen Netzwerke" sind die Kreise der KommunikationspartnerInnen. Damit kann erfasst werden, mit wem die u. k. Person in Kontakt steht.

Die einzelnen Kreise stehen dabei für:

1. Personen, mit denen man lebenslang kommuniziert (z. B. Familienmitglieder)
2. enge FreundInnen und Verwandte, z. B. aus der Nachbarschaft, der Schulklasse, mit gemeinsamen Interessen oder mit denen man die Freizeit verbringt
3. Bekannte, also Personen, mit denen kein regelmäßiger Kontakt besteht, mit denen aber ein Bekanntschaftsverhältnis besteht, z. B. NachbarInnen, KollegInnen, GeschäftsinhaberInnen
4. bezahlte HelferInnen, z. B. TherapeutInnen, ÄrztInnen, Lehrpersonen etc.

5. Fremde: alle anderen Personen, mit denen kommuniziert wird, zu denen aber kein Bekanntschaftsverhältnis und kein regelmäßiger Kontakt besteht

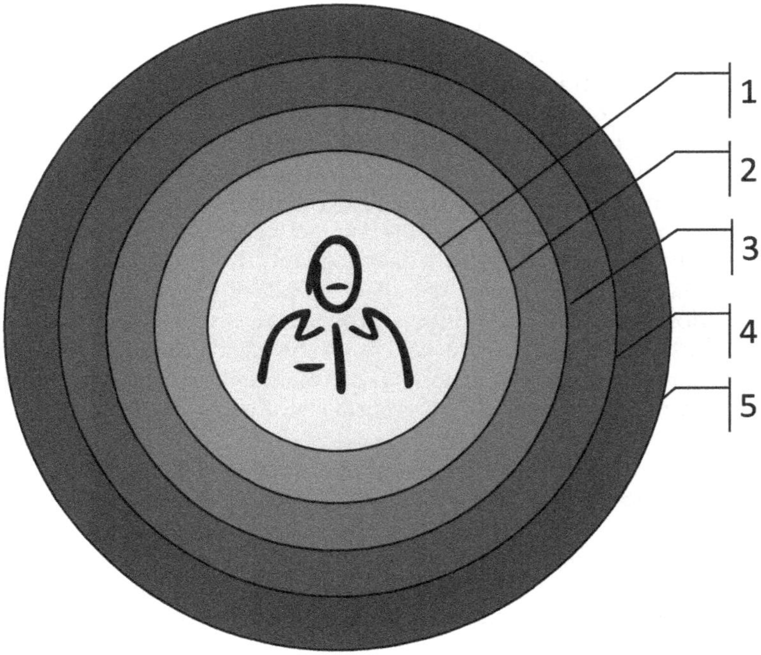

Abb. 20: Kreise der KommunikationspartnerInnen und (Wachsmuth 2006)

Mittels der Kreise kann grafisch verdeutlicht werden, wer für die u. k. Person wichtige KommunikationspartnerInnen sind (Abb. 20). Darüber hinaus wird aber auch offenkundig, in welchen Lebenssituationen KommunikationspartnerInnen fehlen. Zudem kann ermittelt werde, welche Personen welche Art von Hilfe oder Anleitung benötigen, um vermehrt mit der u. k. Person in Kontakt zu treten. So können soziale Beziehungen gestärkt und eine Erhöhung der Lebensqualität unterstützt werden.
Die „Sozialen Netzwerke" werden durch die starke Umfeldorientierung sowohl der ICF-Philosophie als auch dem Partizipationsmodell gerecht und können gut ergänzend eingesetzt werden. Zudem wird die Multimodalität von Kommunikation bedacht und eine personenorientierte Interventionsplanung unterstützt.

4.5.2 Analyse von Partnerstrategien

Gelingende Alltagskommunikation ist gemäß Light (2015) immer von der Gestaltung des Kontextes und dem Verhalten der Bezugspersonen abhängig. Entsprechend benötigen u.k. Personen zum Erlernen und zur Gestaltung von erfolgreicher Kommunikation kompetente GesprächspartnerInnen, die einerseits kommunikatives Vorbild sind und sich andererseits dafür verantwortlich fühlen, dass kommunikative Situationen entstehen und gestaltet werden (Willke 2020). Im sozial-pragmatischen Ansatz wurde beschrieben, dass das Verhalten der Bezugspersonen einer der essentiellen Aspekte bei der Sprachentwicklung von Kindern darstellt. Darüber hinaus wird durch förderliches Verhalten der Bezugspersonen auch die gelingende Alltagskommunikation unterstützt und ermöglicht. Für eine kompetente Nutzung von UK benötigen die potentiellen NutzerInnen demnach vor allem Vorbilder, die diese Kommunikationsformen nutzen, den Einsatz provozieren oder bei der Nutzung unterstützen (Castañeda et al. 2017). Wenn dem Umfeld ermöglicht wird, unterschiedliche Strategien zur Kommunikationsunterstützung einzusetzen, können auch die übergeordneten Ziele einfacher und leichter erreicht werden.

Wichtige Partnerstrategien in der UK sind vor allem Modeling, Prompting, Scaffolding und die im COCP-Programm beschrieben zehn Strategien.

Modeling bezeichnet das Mitnutzen der Kommunikationshilfen durch die Bezugspersonen. Diese Strategie orientiert sich dabei am regulären Spracherwerb, indem Kinder durch das Aufwachsen in einer sprachlichen Welt und dem ständigen sprachlichen Input dazu befähigt werden, Sprache zu entwickeln und zu nutzen. Wenn also das Ziel einer UK-Intervention die Nutzung einer alternativen oder ergänzenden Kommunikationsform ist, so benötigen die u.k. Personen auch entsprechende Vorbilder und Modelle, die diese Kommunikationsform nutzen. UK als alternatives Sprachangebot benötigt entsprechend einen natürlichen Input in genau dieser Sprache (Castañeda/Waigand 2017a). Dies wird durch die Input-Output-These deutlicher:

- Ein Kind, das vielfältigen Input in natürlicher Sprache erhält, wird auch natürliche Sprache erlernen (Output), sofern es motorisch und kognitiv dazu in der Lage ist.
- Ein Kind, das als Output unterstützt kommunizieren soll, aber als Input natürliche Sprache erhält, kann nur schwer Entwicklungen in seiner Zielsprache vollziehen.
- Ein Kind, das vielfältigen Input in unterstützter Sprache erhält, wird auch unterstützte Sprache erlernen (Output).

Anders gesagt: Kinder, die Lautsprache entwickeln, „bekommen monatelang einen Input in Lautsprache, und die Bezugspersonen gehen dabei ganz selbstverständlich davon aus, dass die Kinder sie verstehen und später auch sprechen lernen. Genau dieses brauchen auch UK-Kinder mit ihrer Kommunikationsform“ (Pivit/Hünig-Meier 2010, 01.037.003). Modeling bedeutet also, dass die Bezugspersonen oder die TherapeutInnen die individuelle alternative Kommunikationsform „vorbildhaft und sprachbegleitend“ (Lüke/Vock 2019, 147) einsetzen. Konkret heißt dies, dass zu einer lautsprachlichen Äußerung entweder zeitgleich oder unmittelbar vor der lautsprachlichen Äußerung die alternative Kommunikationsform genutzt wird. Modeling ist nicht zu verwechseln mit dem sprachtherapeutischen Modellieren. Dabei geht es v.a. darum, ein lautsprachliches Vorbild zu geben, während beim Modeling die alternative Kommunikationsform und der pragmatische Aspekt der Kommunikation fokussiert werden.

1. *Modeling zur Unterstützung der Produktion* stellt den Gebrauch der Kommunikationshilfe in Ergänzung zur genutzten Lautsprache in den Mittelpunkt. Es geht dabei darum, dass die u.k. Person zunehmend die Kommunikationshilfe zu nutzen lernt.
2. *Modeling zur Unterstützung des Sprachverständnisses* zielt auf eine Zunahme der Teilhabe, indem zusätzlich zur Lautsprache wichtige Begriffe und Inhalte auf den Kommunikationshilfen verbalisiert bzw. genutzt werden.
3. *Modeling zur Unterstützung spezifischer Zielformen* meint, dass die GesprächspartnerInnen vor allem Ziel- oder Schlüsselwörter modellieren, die aktuell im Fokus der Interventionsplanung stehen.

Beim Modeling geht es also weniger darum zu zeigen, wo sich auf einer Kommunikationshilfe ein Wort oder ein Symbol befindet, sondern vielmehr darum zu zeigen, wie dieses Wort oder das Symbol in der Alltagskommunikation eingesetzt werden kann. Durch den kontinuierlichen Einsatz der Kommunikationshilfen kann zum einen eine sinnvolle Art und Weise der Nutzung aufgezeigt und zum anderen mögliche Scheu beim Einsatz der Kommunikationsform abgebaut werden (Lüke/Vock 2019). Modeling ist eine der wenigen Strategien in der UK, für die es Nachweise bzgl. der Evidenz gibt. So konnte in der Studie von Binger und Light (2007) nachgewiesen werden, dass hochfrequentes Modeling zu einer signifikanten Zunahme der Äußerungen von u.k. Personen führt. Als Richtwert geben die AutorInnen dabei 30 gemodelte Äußerungen in einer 15-minütigen Sequenz an. Andere Studien konnten ebenfalls empirische Belege für die Wirksamkeit des Modelings nachweisen (Bruno/Tembarth 2006, Beck et al. 2009).

Unter **Prompting** werden Strategien zusammengefasst, die die u.k. Person dazu ermuntern sollen, in Kommunikationssituationen neue Kommunikationsformen einzusetzen, auszuprobieren und zu erweitern (Lüke/Vock 2019). Prompting kann also als bewusstes Auffordern bzw. Provozieren zur Nutzung einer bisher nur wenig oder nicht genutzten Kommunikationsform verstanden werden und geht entsprechend über das Modeling im Sinne der Unterstützung beim Erlernen eines Zielwortschatzes hinaus. Als Strategien können in Anlehnung an van Tatenhove (2008a) und Willke (2020, 2019f.) benannt werden:

- erwartungsvolle Verzögerung durch Einbauen von Pausen
- offene Aufforderung, Anregung (Erzähl mir …)
- sprachliche Handlungsbegleitung
- offene Fragen stellen
- korrektives Feedback geben
- Expansion, d.h. eine Aussage erweitern
- umformulieren einer Aussage mit Blick auf Syntax und Wortverwendung
- Verweis, d.h. Aufforderung, in Kommunikation mit einer anderen Person zu treten
- Nutzung sprachlicher Skripte.

Prompting und Modeling können als Strategien gut kombiniert werden und schließen sich nicht gegenseitig aus. Insbesondere bei u.k. Personen, die nicht mehr am Anfang des Spracherwerbs oder beim (Neu)Erlernen einer alternativen Kommunikationsform sind, lassen sich so gute Erfolge durch zielgerichtete Unterstützung erreichen.

Der englische Begriff **Scaffolding** beschreibt das Unterstützungsverhalten der Bezugspersonen im Sinne eines Gerüstes für den Sprach- bzw. Kommunikationserwerb. Im Gegensatz zu Modeling oder Prompting sind dies Verhaltensweisen, die in der Regel nichtsprachlich sind (Willke 2020). Der Begriff wird bereits von Bruner (1987) im Kontext der regulären Sprachenwicklung genutzt und für die UK adaptiert (Willke 2017, Soto 2014). Beim Scaffolding werden benötigte Hilfen für die u.k. Person in der Kommunikationssituation zunächst von den Bezugspersonen zur Verfügung gestellt und sprachliche Äußerungen oder kommunikative Situationen gestaltet. So hat die u.k. Person die Möglichkeit, neue Kompetenzen zunächst *mit Hilfe* auszuführen. Orientierungsmodell ist dabei die Zone der aktuellen/nächsten Entwicklung von Vygotsky (2002). Die Zone der aktuellen Entwicklung wird verstanden als das, was das Kind bereits alleine kann. Die Zone der nächsten Entwicklung ist dagegen nicht das Fernziel in der Intervention, sondern das, was die u.k. Person bereits jetzt *mit Hilfe* kann. Wird die Hilfe nicht mehr benötigt, kann sie zurückgenommen werden und die Zone der nächsten Entwicklung wird dadurch zur Zone der aktuellen Entwicklung. Mit Blick auf die Strategien der Bezugspersonen können hier die unterschiedlichen Anforderungen an kompetente UK-Nutzung entsprechend des Modells von Light herangezogen werden. Das Goals Grid kann dabei einen Überblick über die jeweilige Zone der aktuellen/nächsten Entwicklung geben. Hinweise zu Unterstützungsmöglichkeiten durch die Bezugspersonen verdeutlichen z. B. die Partnerstrategien des COCP-Programms.

Die Bedeutung der KommunikationspartnerInnen und der Bezugspersonen für die sprachliche und kommunikative Entwicklung ist auch in mehreren systematischen Reviews von Studien belegt worden (zum Überblick Lüke/Vock 2019, 120 f.). Entsprechend gilt es bei UK-Interventionen, diese Aspekte gezielt in der Diagnostik zu beobachteten und abzufragen und die Erkenntnisse anschließend in die Interventionsplanung einzubeziehen, indem den Bezugspersonen möglichst konkrete Vorschläge und Ideen unterbreitet werden, wie sie ihr eigenes kommunikatives Verhalten an die Bedürfnisse der u. k. Person sowie die kontextuellen Erfordernisse anpassen können.

4.6 Auf die situativen Rahmenbedingungen bezogene UK-diagnostische Verfahren

Im Rahmen der Diagnostik müssen letztlich auch Situationen und Aktivitäten erfasst werden, die für die Person mit komplexer Kommunikationsstörung motivierend sind und in der die sich anschließenden Interventionen stattfinden. Hier kann ein ICF-orientierter Blick auf die Aktivitäten und Teilhabe hilfreich sein (Bernasconi 2020). Im Idealfall kann die Person mit komplexer Kommunikationsstörung selbst dazu befragt werden, welche Situation und/oder Aktivität für eine Interventionsplanung mit UK-Maßnahmen ausgewählt wird.

4.6.1 Talking Mats

Die zwischen 1996 und 1999 von SprachtherapeutInnen der Stirling University in Schottland entwickelte Methode der Talking Mats hat das Ziel, Einschätzungen von Personen mit eingeschränkter Lautsprache oder kognitiver Beeinträchtigung durch Visualisierung zu ermöglichen (Murphy 1998, Murphy 2009, Murphy et al. 2013, Murphy et al. 2018). Durch eine spezifische visuelle Struktur wird eine Unterstützung bei der Bewertung individuell relevanter Themen angeboten. Hintergrund ist die Annahme, „dass Erinnerungsleistungen reduziert, Ablenkbarkeit vermindert und ein Verstehen durch das Ansprechen unterschiedlicher Sinneskanäle erhöht wird“ (Mischo 2020, 16). Die Methode unterliegt speziellen Prinzipien und ist nicht als Therapiemethode, sondern als Unterstützung in der Gesprächsführung zu sehen. Es handelt sich also nicht um eine spezifische individuelle Kommunikationsform, sondern um eine Ergänzung derselben.

In einem Talking Mats-Gespräch wird ein Thema durch offene Fragen und die Visualisierung von Unteraspekten dieses Themas besprochen. Dabei soll ein Kommunikations- und Denkprozess in Gang gesetzt werden, der es ermöglicht, eine eigene Meinung zu einer Thematik zu finden, zu äußern und diese zu überprüfen. Mittels einer Skalierung (z.B. gut/mittel/schlecht oder klappt/klappt manchmal/klappt nicht) wird dazu eine Karte zu einer Thematik auf eine „mat“ (z.B. eine Teppichfliese) geheftet. Die Antwort bleibt visuell bestehen und kann auch im Gespräch nochmals verändert werden.

Dabei hat die interviewte Person jederzeit die volle Kontrolle über die Platzierung der Bewertungskarten. Zudem können Einschätzungen widerrufen, verändert oder umsortiert werden, wenn sich im Laufe des Gesprächs neue Gedanken oder Aspekte ergeben (Mischo 2020). Ein Gespräch mit einer Talking Mat besitzt einen festen Ablauf (Murphy et al. 2013):

- Vorstellung des Themas und der beteiligten Personen
- Erläuterung der Einschätzungs-Skala
- Besprechen der Platzierungsoptionen auf der Skala
- Frage nach fehlenden Aspekten durch den Einsatz von Leerkarten
- Besprechung der Matte im Gesamtbild, Möglichkeit zur Umgestaltung
- Festhalten des Ergebnisses, z.B. durch ein Foto und Vereinbarung weiterer Schritte oder Termine

Bezüglich der inhaltlichen Gestaltung bei der Nutzung der Methode werden keine Grenzen festgelegt. Es können lediglich ein zentrales Thema besprochen oder auch Unteraspekte durch verschiedene separate Matten thematisiert werden. Lediglich die Grundstruktur aus Fragen, Einschätzungsskala und Visualisierung bleibt erhalten.

Bei den Talking Mats handelt es sich nicht explizit um eine Diagnostikmethode im Sinne der Bestimmung eines Fähigkeitsniveaus. Es kann aber der Anspruch an Diagnostik und Interventionsplanung in der UK aufgegriffen werden, die Lebenswelt und die individuelle Perspektive der NutzerInnen ausführlich zu berücksichtigen. Bei der Interventionsplanung können so Themen, Aspekte und Ziele gefunden werden, die für die Person selber eine hohe Relevanz besitzen bzw. bei denen die Person selber gerne etwas erreichen möchte oder wo aus ihrer Sicht Schwierigkeiten bestehen. Das Material liegt in einer Version für Erwachsene und spezifischen Versionen für Kinder und Jugendliche in unterschiedlichen Altersstufen vor. Zudem bieten die AutorInnen unterschiedliche themengebundene Sets (in englischer Sprache) an.

Mischo (2020) diskutiert weitergehend den Nutzen der Methode im Kontext von partizipativer Forschung bzw. der Befragung von Menschen mit Bedarf an UK und/oder kognitiver Beeinträchtigung und kommt zu dem Schluss, dass die Methode insbesondere bei Personen der Gruppen 3 und 4 aus der Zielgruppenbeschreibung nach Weid-Goldschmidt (2013) gut einsetzbar ist. Gleichsam weist sie daraufhin, dass sensible Punkte wie z.B. die Vorabauswahl von Begriffen, Themen, Symbolen oder die Art, wie das Gespräch strukturiert wird, von den interviewenden Personen kritisch reflektiert werden müssen. Ein großer Vorteil der Methode ist die Handhabbarkeit und die Möglichkeit, das Material im Prinzip selbstständig mittels einer Symbolsammlung und einer Teppichfliese zu erstellen. Es kann aber auch bestellt werden und liegt in elektronischer Form als App vor.

Rehavista hat die Methode der Talking Mats aufgriffen und bietet aktuell eine modifizierter Form als Material **Plan Be** (**Plan**en und **Be**werten von Kommunikationssituationen) für den deutschsprachigen Raum an (Rehavista 2014b). Als Zielgruppe werden hier Personen angegeben, die bereits intentional kommunizieren. Mögliche Einsatzzwecke sind das interdisziplinäre Dokumentieren und Strukturieren von Interventionen sowie die Entscheidungsfindung beim Einsatz neuer Kommunikationshilfen. Zudem können bereits vorhandene Kommunikationshilfen auf ihren Nutzen und ihre Gestaltung hin untersucht werden. Das Verfahren richtet sich an die u.k. Person selber, ihre Bezugspersonen sowie professionelle UnterstützerInnen, die sich interdisziplinär mit relevanten Themen der aktuellen Lebens- und Alltagssituation beschäftigen. Plan Be besteht aus einem Klettordner mit Symbolen für sämtliche lebensrelevante Themen sowie Symbolen zur Bewertung dieser Themen in drei Kategorien und gliedert sich in zwei Module, eines für Erwachsene und eines, das die spezifische Welt und die Themen von Kindern berücksichtigt.

Neben der Bewertung der aktuellen Situation durch die u.k. Person können zudem weitere Situationen erfasst werden, die in der aktuellen Lebenssituation und dem Tagesablauf für die Person relevant sein könnten. Das Material kann gut adaptiert und individuell umgesetzt werden, z.B. für die Auswahl über Blicke.

4.6.2 Die Tagesuhr

Mit der Tagesuhr können Themen, Kommunikationspartner und -orte einer u. k. Person über einen Tag erfasst werden. Die Tagesuhr wurde von Von Tetzchner/Martinsen (2000) veröffentlicht und von Boenisch/Sachse (2007, 2013) adaptiert und ergänzt. Sie bietet eine einfache Möglichkeit, anhand des Tagesablaufs Situationen und Aktivitäten zu sammeln und auf ihre Bedeutsamkeit hinsichtlich der Kommunikation und der Möglichkeiten zur aktiven Teilhabe hin zu analysieren. Rückschlüsse auf die jeweilige Komplexität der Gesprächssituation sind dabei jedoch nur in Teilen möglich. Aus diesem Grund empfehlen die AutorInnen das Anfertigen einer erweiterten Gesprächsdokumentation sowie die Erstellung mehrerer Tagesuhren über einen erweiterten Zeitraum von ca. zwei Wochen. So können Ausnahmen in der Kommunikation und Regelmäßigkeiten besser erfasst werden. Mittels der Tagesuhr können dann Fragen beantwortet werden wie:

- Mit wem hat die Person Kontakt?
- Wie komplex sind die Äußerungen der Person mit unterschiedlichen GesprächspartnerInnen?
- In welchen Situationen treten Probleme auf?
- Welche Themen und Situationen sind besonders interessant bzw. wichtig?

Wichtig bei der Nutzung ist, dass wirklich über einen gesamten Tag das kommunikative Verhalten dokumentiert wird. Dabei sind zwei Varianten denkbar (Boenisch 2013): Bei (1) wird eine Tagesuhr von den begleitenden Personen ausgefüllt und weitergegeben. So kann lückenlos das kommunikative Verhalten erfasst werden, und gleichzeitig interpretieren und dokumentieren dabei ganz unterschiedliche Personen. Bei (2) füllt jede Person, die mit der betreffenden u. k. Person in Kontakt steht, eine eigene Tagesuhr aus. Diese unterschiedlichen Dokumentationen werden dann gesammelt, verglichen und ausgewertet. Sind schließlich Situationen und/oder Aktivitäten identifiziert, die zur Erweiterung der Teilhabe relevant sind oder in denen deutliche Einschränkungen auffallen, geht es darum, Handlungsschritte zu identifizieren oder die jeweiligen Rahmenbedingungen konkret zu beschreiben und ggf. zu verändern.

4.6.3 Weitere Verfahren zur Erfassung der kommunikativen Teilhabe/Interaktion

Zur Beschreibung konkreter Aktivitäten mit Blick auf förderliche und hinderliche Faktoren im Sinne der Zugangs- und Gelegenheitsbarrieren stellt Sailer (2020) eine Handreichung und Material vor, mit denen zum einen die kommunikative Teilhabe erfasst werden kann und gleichzeitig Überlegungen für eine Verbesserung der Teilhabesituation möglich sind.

Ausgangspunkt des Verfahrens ist die Erkenntnis, dass im diagnostischen Prozess oftmals ein defizitärer Blickwinkel auf das „Nicht-Können" eingenommen wird und die Personen bei der individuellen Bedarfsermittlung nicht oder nur unzureichend beteiligt werden. Das Material strebt aus diesem Grund einen gleichberechtigten Dialog an und bietet dafür neben einer theoretischen Einführung in Teilhabeaspekte methodische Unterstützung in Form von Tabelle und strukturierenden Beobachtungs- und Befragungsmöglichkeiten an. Zudem werden praktische Beispiele zur Gestaltung und Verbesserung der individuellen Teilhabesituation gegeben.

Ein ähnliches Verfahren bietet Leber als Ergänzung zum Poster (→„Kommunikation einschätzen und unterstützen") an. Mit dem **Situationskreis** kann beschrieben werden, mit wem, wozu, wie, was und wo eine u.k. Person im Alltag kommuniziert und in Interaktion tritt. Neben der Bestandsaufnahmen ist so auch die Anvisierung von Interventionszielen möglich. (Leber 2009). Der Situationskreis ist damit eine Ergänzung zur Förderdiagnostik und ermöglicht es, sowohl Diagnostik als auch Interventionsplanung aufeinander zu beziehen und praktisch umzusetzen. Dabei ist eine Beteiligung der u.k. Person im Rahmen der individuellen Kompetenzen durchgängig möglich.

Als auf zwei Seiten reduziertes Material mit Fokus auf der Interventionsplanung existiert von Götze/Fröhlich (2017) das Tabellenformular **Kleine Schritte ... Riesen-Wirkung**. Auch hier steht die Identifikation von konkreten Situationen im Mittelpunkt. Das Formular existiert in einer knappen Version sowie als erweitertes Material mit Hinweisen zu z.B. Zielvokabular, motivierenden Situationen, ersten Schritten etc. und eignet sich gut für die Planung im Team sowie den Einbezug von Bezugspersonen und ggf. den u.k. Personen.

5 Praktische Gestaltung von Diagnostik und Interventionsplanung in der UK

Bei der praktischen Gestaltung von UK-Interventionen treffen in der Regel Beratende und Ratsuchende aufeinander. Oftmals ist die Situation gekennzeichnet durch sich bisher unbekannte Menschen ggf. einen unbekannten Raum, geringe Vorerfahrungen, eingeschränkte Vorinformationen, wenig Zeit oder sich widersprechende Erwartungen. Umso höher sind die Anforderungen an alle Beteiligten.

Es entsteht somit ein Spannungs-, Entscheidungs- und Handlungsfeld zwischen den individuellen Sichtweisen, dem fachlichen Wissen sowie der konkreten Gestaltung der Situation. Zudem handelt es sich bei UK-Interventionen um Situationen, die hohe zeitliche, fachliche sowie kommunikative Anforderungen an alle Beteiligten stellen (Giel 2014, Bernasconi et al 2020).

Mit Blick auf die Ausgestaltung der praktischen Situation kann eine personelle, eine strukturelle sowie eine organisatorische Dimension unterschieden werden. (Abb. 21)

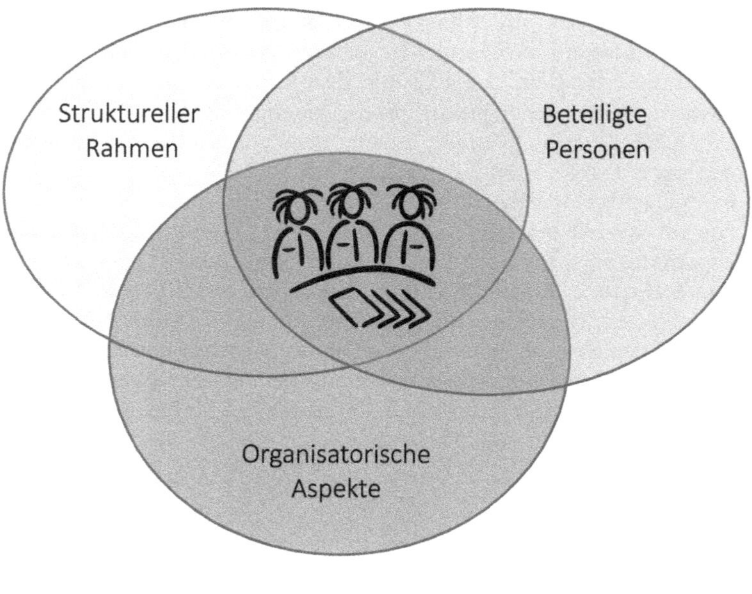

Abb. 21: Dimensionen von UK-Interventionen

5.1 Dimension der beteiligten Personen

Zunächst handelt es sich bei UK-Beratungen und UK-Diagnostik i. d. R. um eine nicht natürliche Situation, in der Ratsuchende sich an eine Person mit spezifischem Fachwissen wenden. Eine systematische und fundierte Beratung, Diagnostik und Interventionsplanung sind aber oftmals nur schwer möglich, wenn lediglich auf das Fachwissen der beratenden Person zurückgegriffen wird oder eine möglichst normierte Überprüfung im Fokus steht. Vielmehr sind die Beratenden auf das spezifische Wissen der nahen Bezugspersonen sowie der u. k. Person selbst angewiesen, um individuell passende Lösungen zu finden.

Die Rolle der beratenden bzw. diagnostizierenden Person in der UK unterscheidet sich entsprechend von der Rolle einer Person, die standardisierte Diagnostik durchführt, da hier das ganzheitliche Erfassen der Person und ihres Lebensumfeldes, ihrer aktuellen kommunikativen Situation sowie ihrer Unterstützungsbedarfe und Wünsche im Fokus steht (Achilles 2010).

Wie die einzelnen beteiligten Personen ihren jeweiligen Beitrag zur Interventionsplanung gestalten bzw. wozu sie in der Lage sind, ist letztlich abhängig:

- „vom Interaktionsprozess,
- von der individuellen Deutung der Situation,
- von den Vorstellungen von Beratung, den Erwartungen an das Gespräch und die Gesprächspartner,
- vom Rollenverständnis im Gespräch und
- von den eigenen Fähigkeiten“ (Sachse 2010, 238).

Zwei Kompetenzen der beratenden Personen sind zentral: die wertschätzende Haltung, die maßgeblich die Beziehungsebene, aber auch die diagnostische Einschätzung beeinflusst und die fachliche Expertise (Nonn 2020b).

Die beratende bzw. diagnostizierende Person muss ferner auf Grund der gegebenen Vorinformationen Verfahren auswählen und diese sensibel und korrekt einsetzen und auswerten. Gute Fachkenntnisse mit Blick auf die Methoden und ihre Inhalte ermöglichen dabei eine flexible und *passende* Diagnostik. Ferner benötigt die diagnostizierende Person Kenntnisse über den Spracherwerb sowie Besonderheiten in der Sprachentwicklung bei Menschen mit Behinderung bzw. spezifischen Syndromen, um geeignete Verfahren auszusuchen. Die gute Kenntnis unterschiedlicher diagnostischer Materialien kann dann dabei helfen, ggf. Änderungen im Ablauf der Diagnostik oder des Materials zu planen. Veränderungen können z. B. das Vereinfachen von sprachlichen Anweisungen oder eine Erweiterung von Übungs- und Aufforderungsmaterialien sein. Sind bereits vorab Informationen zu motorischen und ggf. sensorischen Kompetenzen bekannt, so kann auch eine Adaption der diagnostischen Materialien im Vorfeld erfolgen, z.B. durch Veränderung von Farbe, Darstellungsart und Kontrast von Abbildungen oder durch eine Adaption von Materialien für eine Augensteuerung (Liehs 2014).

Nach Durchführung der Diagnostik im engeren Sinne sollten die Ergebnisse zeitnah – am besten in der konkreten Situation – mit den Bezugspersonen besprochen und weitergehend analysiert werden. Auch der Einbezug der u.k. Person ist hier möglichst umfassend zu berücksichtigen, vor allem wenn Maßnahmen wie die Beantragung von Hilfsmitteln oder die Auswahl von geeignetem Vokabular festgelegt und eingeleitet werden sollen.

In den meisten Kontexten sind es zunächst unbekannte Personen, die die u.k. Personen und ihre Bezugspersonen beraten und oftmals dann auch über einen weiteren Zeitraum begleiten. Im Rahmen der Intervention werden die Beteiligten somit immer mehr miteinander bekannt, und es kann sich eine intensivere, vertrauensvolle Beziehung entwickeln. Diese ist für die vertiefende Diagnostik von besonderer Bedeutung, um zu gewährleisten, dass Ausdrucksweisen und spezifische individuelle Kommunikationsmerkmale der u.k. Person möglichst umfassend beobachtet, erfasst und wahrgenommen werden können (Achilles 2010).

Grundlegend sind damit Haltungen und Gesprächsführungskompetenzen. Es ist Aufgabe der diagnostizierenden Person, die eigene Haltung immer wieder aktiv zu reflektieren, um z.B. Halo- und Pygmalioneffekte zu vermeiden (Werning/Lütje-Klose 2016). Die Zuschreibung oder Aberkennung von Kompetenzen oder Einschränkungen besitzen im Kontext der UK eine besondere Bedeutung, da die betroffenen Personen sich oftmals (noch) nicht umfassend äußern können und somit in besonderem Maße von Zuschreibungsprozessen betroffen sein können (Aktas 2012).

> „Menschenbild, Haltungen und empathische Fähigkeiten der beteiligten Personen sind relevante Faktoren, die die Gestaltung und Wahrnehmung der Beziehung und Kooperation beeinflussen“ (Sachse 2010, 85).

Zudem sollte versucht werden, einen weitgehend objektiven Blick einzunehmen und Beobachtungen und Interpretationen zu trennen bzw. durch kommunikative Rückversicherung bei den Bezugspersonen oder anderen Professionellen abzusichern. Man sollte sich immer bewusst machen, dass die Entscheidungen, die im Rahmen von UK-Interventionen getroffen werden, für das Leben der betroffenen Personen eine hohe Tragweite haben und entsprechend mit großer Verantwortung zu treffen und zu bedenken sind (Achilles 2010).

Ferner hat die Art und Weise, wie die diagnostizierende Person das Gespräch bzw. die Diagnostiksituation gestaltet, einen Einfluss auf das Ergebnis der Diagnostik, aber auch auf das Selbstbild der u.k. Person sowie die Bezugspersonen. Liehs gibt folgende praktische Hinweise:

> „Die Diagnostiksituation sollte in einer ruhigen und reizarmen Umgebung erfolgen. Kinder mit Behinderung haben häufig eine reduzierte Aufmerksamkeitsspanne bei erhöhter Ablenkbarkeit. Die Diagnostikmaterialien sollen für das Kind ansprechend und motivierend präsentiert werden. Die Neugier des Kindes zu wecken, erhöht in der Regel die Bereitschaft zur Mitarbeit. Ein zügiges Durchführen der Aufgaben hält die Aufmerksamkeit des Kindes hoch und verhindert, dass sich das Kind andere vermeintlich interessante Dinge im Raum sucht. Häufig zeigt eine stark abfallende Leistung oder ein zunehmendes Ausweichen des Kindes in der Testdiagnostik das Ende der Diagnostikphase an. Ein Ausweichen in der Diagnostikphase bereits zu Beginn der Diagnostik kann zudem auf eine Über- oder aber auch Unterforderung des Kindes hinweisen“. (Liehs 2014, 287)

Eine offene und sensible Formulierung von Fragen und Beobachtungen im Anamnese- und Beratungsgespräch sowie der stets abwartende, nicht vorschnell urteilende Umgang mit den Informationen oder auch eigenen Beobachtungen beeinflussen damit auch die Art und Weise, wie u.k. Personen und ihr Umfeld sich (künftig) dem Thema UK nähern.

Folgende Fragen können das anamnestische Gespräch wertschätzend strukturieren (Downing 1999):

- Welche Kommunikationsmodalitäten werden aktuell genutzt?
- Hat die Person Möglichkeiten, Kommunikation zu initiieren? Welche?
- Wer aus dem Umfeld versteht die Person, wie und in welcher Art und Weise?
- Nutzt die Person unterschiedliche kommunikative Funktionen oder reagiert sie „nur“?
- Welche Themen und Interessen hat die Person? Über was kommuniziert sie gerne?
- Hat die Person Möglichkeiten, Gespräche zu initiieren, zu steuern oder zu beenden?
- Hat die Person Möglichkeiten, Missverständnisse zu klären oder Kommunikationsabbrüchen zu begegnen?

Zudem sollte sich die u.k. Person in der oftmals ungewohnten Situation, in der sich alles auf *ihre* Kommunikation bzw. die Kommunikationsversuche konzentriert, wohlfühlen und sich als angenommen wahrnehmen. Werden Ängste, Sorgen und Aufregungen beobachtet, sollten diese von

Seiten der diagnostizierenden Person empathisch thematisiert und auf Lösungen eingegangen werden. Die Unterbrechung der Situation, eine Auflockerung durch Konzentration auf andere Aspekte oder auch ein Unterbrechen einer diagnostischen Überprüfung kann hilfreich sein.

Bei der Analyse und dem Austausch über die diagnostischen Erkenntnisse mit den Bezugspersonen und/oder der u.k. Person sollte deutlich gemacht werden, dass bei der beratenden Person zwar diagnostisches Fachwissen vorhanden ist, dass das alltagsgeprägte Expertenwissen in eigener Sache jedoch immer von den Bezugspersonen kommt und eingebunden werden muss (Sachse 2010). Letztlich sollte „ein gemeinsamer Problemlösungsprozess“ (Leber 2013, 73) die Gestaltung der Situation, den Gesprächsverlauf sowie den kompletten Ablauf der Diagnostik bestimmen.

Zusammenfassend können folgenden Aspekte benannt werden, welche den Prozess der Diagnostik, Beratung und Interventionsplanung positiv beeinflussen:

- Freundlichkeit, Wertschätzung und Akzeptanz gegenüber der u.k. Person und privaten sowie professionellen Bezugspersonen
- Nachvollziehbare vorurteilsfreie Kommunikation und Gesprächsführung
- ruhige, angenehme Atmosphäre ohne Lärmbelästigung, mit angenehmer Raumtemperatur, genügend Platz und guten Lichtverhältnissen.
- stressminderndes und positiv unterstützendes Feedback.

5.2 Dimension der strukturellen Rahmenbedingungen

Der Ort, an dem die Beratung stattfindet, hat ebenso Einfluss auf den Ausgang der Beratung und Diagnostik. Üblicherweise findet die diagnostische Erhebung in einer Alltagssituation bzw. einem alltagsähnlichen Setting statt. Die Beratung und Diagnostik kann entweder im bekannten bzw. vertrauten Umfeld der u.k. Person stattfinden (z.B. zu Hause, in der Kindertagesstätte, im Klassenzimmer) oder an einem (bisher) nicht bekannten Raum (z.B. im Therapieraum im Sozialpädriatrischen Zentrum, im Frühförderzentrum, in einer Praxis, im Lehrerzimmer an der Schule, in einer spezialisierten UK-Beratungsstelle etc.).

Eher selten wird eine normierte Diagnostik in einem künstlichen Umfeld wie einer Arztpraxis durchgeführt. Doch auch eine Beratungsstelle oder ein UK-Beratungszimmer in der Schule oder in einer Werkstatt für behinderte Menschen (WfbM) können zunächst fremd bzw. ungewohnt für die u.k. Person und ihr Umfeld sein.

Werden in der Diagnostik im Schwerpunkt Interaktionen beobachtet, kann dies in einem fremden Raum mit viel ablenkendem Material für die diagnostizierende Person erschwert sein. Aktas (2012) betont jedoch, dass dies ein generelles Problem bei der Diagnostik (insbesondere mit Kindern) ist und nicht von der Schwere einer Beeinträchtigung abhängig sei. Entscheidend ist es, die Motivation der u. k. Person zu wecken und aufrecht zu erhalten.

Der Ort der Durchführung und seine strukturelle Gestaltung beeinflussen die beteiligten Personen mit Blick auf ihre Möglichkeiten, bisherige kommunikative Kompetenzen zu zeigen oder sich in die Situation einzubringen. Bekannte Räumlichkeiten bieten Sicherheit und Struktur, was helfen kann, vorhandene kommunikative Ressourcen der u. k. Personen und ihre Fähigkeiten zu erkennen. Müssen die Personen sich dagegen orientieren, ankommen, Räume und Materialien anschauen und kennenlernen, so kann dies die Aufmerksamkeit in eine andere Richtung lenken.

Für die diagnostizierende Person bedeuten unbekannte Räumlichkeiten mit einer unbekannten materiellen Ausstattung ebenfalls Unsicherheit. Aufgrund der Vielzahl an Einsatzmöglichkeiten, Beratungsbedarfen etc. ist es bei Terminen außerhalb der eigenen Einrichtung oftmals nicht möglich, alle ggf. benötigten Materialien mit sich zu führen. Zwar kann häufig auch die materielle Ausstattung in den jeweiligen Räumen genutzt werden, dennoch ist dies ein Aspekt, der im Vorhinein bedacht und organisiert werden muss. Insbesondere bei nur wenigen Vorabinformationen ist es entscheidend, Materialien für möglichst viele kommunikative Stufen dabei zu haben. Zusätzlich zu den diagnostischen Materialien sind Dinge notwendig, die für die u. k. Person von Interesse sein können. Auch hier ist das Spektrum sehr breit, da in der Regel nicht oder nur sehr oberflächlich etwas über die Interessen der Person bekannt ist. Es empfiehlt sich auch hier, eine begrenzte Anzahl an Materialien vorzuhalten oder mitzuführen, die eine möglichst breite Variation an Themen bzw. Interessen widerspiegeln. Je mehr über die Person bekannt ist, desto spezifischer können die Materialien für die konkrete Situation ausgewählt werden.

Überblick über benötigte Materialien in der diagnostischen Situation

- **Kommunikationsformen und -hilfen**
  - Auswahl an Gebärdensammlungen (DGS, Sign Map, GUK-Karten etc.).
  - Auswahl an Symbolsammlungen (Metacom, PCS, SymbolStix, Bliss, Buchstaben etc.).

- Auswahl an nicht-elektronischen Kommunikationshilfen (Kommunikationsordner/-tafeln, Ich-Bücher, Erzähl-Bücher, Symbolkarten, Symbolkartenschlüsselringe etc.).
- Auswahl an elektronischen Kommunikationshilfen
  - kleine elektronische Hilfen und Adaptionshilfen, mit denen z. B. das Ursache-Wirkungs-Prinzip erkannt, Selbstwirksamkeit erlebt oder erste Wörter und kommunikative Funktionen genutzt werden können
  - elektronische Hilfen mittlerer Komplexität (50–1.000 verschiedene Wörter, mit einfacher Grammatikfunktion)
  - elektronische Hilfen höherer Komplexität (> 1.000 verschiedene Wörter, mit umfassender Grammatikfunktionen) (Boenisch et al. 2020)
  - iPad bzw. Tablet mit Kommunikations-/Bildungs-/Diagnostik-Apps.

- **Ansteuerungshilfen**
  - Große Tastaturen und ggf. Bildschirmtastaturen, Kopfmaus etc.
  - Tasten und Schalter unterschiedlicher Art, Größe und Funktion
  - Augensteuerung
- **Material zum Spielen, zur Gestaltung der diagnostischen Situation sowie für Informationszwecke**
  - kleine Spielzeuge mit hohem Aufforderungscharakter (Kreisel, Jo-Jo, Seifenblasenmaschine, Musikbox etc.)
  - themenspezifisches Spielzeug (Auto, Puppe, Einkaufsladen etc.)
  - adaptiertes Spielzeug (elektronisches Stofftier, elektrische Eisenbahn etc.)
  - (Vorlese-/Bilder-) Bücher
  - Kinder-/Jugendbücher.
- Adaptierte Bücher
- Lese-Lern-Bücher mit Erwachsenenthemen
- Zeitschriften
- Informationsmaterial für die u.k. Personen und ihre Bezugspersonen
- Hilfsmittelkataloge
- Video-/Fotokamera zur Diagnostik, Dokumentation und Evaluation

5.3 Dimension von organisatorischen Aspekten

Es empfiehlt sich, den Ablauf der Diagnostiksituation genau zu planen. Da eine Vielzahl der diagnostischen Verfahren Beobachtungsverfahren sind, können diese in der Regel in natürlichen Alltagssituationen umgesetzt werden. Ausgangspunkt der diagnostischen Situation ist dann eine reale Kommunikationssituation, z. B. die Beobachtung der Interaktion zwischen der u.k. Person und ihren Bezugspersonen oder die Reaktion auf einen Stimulus. Es kann hilfreich sein, verschiedene Materialien präsentieren zu können, die Kommunikationsanlässe provozieren. Für die genaue Analyse ist es hilfreich, die Interaktion zu videografieren (Heim et al. 2010, Nonn 2011b, 2020a). Vorteil informeller beobachtender Verfahren ist, dass die u.k. Person keine Aufgaben erfüllen muss, sondern die Diagnostik (zunächst) im Kontext alltäglicher Kommunikationssituationen durchgeführt wird.

Weiterhin wichtig ist eine ausreichende Zeitplanung. Leber (2020) und Nonn (2020a) verweisen darauf, dass es bei Zeitdruck oder nur wenig zu beobachtenden Sequenzen schnell zu Fehleinschätzungen der Kommunikationsfähigkeiten kommen kann. Je nach Konzentrationsfähigkeit der u.k. Person, deren aktuellen Verfassung sowie weiteren Rahmenbedingungen ist es i.d.R. notwendig, mindestens einen zweiten Termin für Beobachtungen und Begegnungen anzubieten. So können erste Schlussfolgerungen verifiziert, kleine Beobachtungsaufträge für den Alltag an die Bezugspersonen gegeben werden und letztlich auch vertrauensvolle Beziehungen wachsen.

Die Organisation von Beratungssettings umfasst damit das Herstellen hilfreicher und zuverlässiger Rahmenbedingungen im Sinne der Vorbereitung sowie das Bereitstellen und ggf. Erstellen benötigter Materialien (Erdélyi/Mischo 2015).

Einsatz und Adaptionsmöglichkeiten von Diagnostika

Trotz der Vielzahl der existierenden diagnostischen Materialien ist es nicht möglich, diese in immer der gleichen Art und Weise einzusetzen. Gerade bei den teilstandardisierten Verfahren oder Verfahren, die eine bestimmte Reihenfolge im Ablauf vorgeben, kann für die Durchführung eine Adaption der Materialien nötig sein. Bei den klassischen Sprachverständnistests ist dies z.B. der Fall, wenn die zu beratenden Personen nicht über eine geeignete Ansteuerungsmöglichkeit aufgrund einer motorischen Beeinträchtigung verfügen. Dann muss eine Alternative zu Zeigegesten gefunden werden, z.B., indem selbige für den Einsatz mit einer Augensteuerung oder einem Blickwahlrahmen adaptiert werden. Die Anpassung des Materials sollte so nah wie möglich am Original erfolgen. Die Adaption mit einem Blickrahmen ist i.d.R. unproblematisch, werden jedoch Inhalte oder Themen verändert, so schränkt dies ggf. die Aussagekraft der Verfahren ein bzw. es können keine gesicherten Schlüsse abgeleitet werden. Jede Umkehr der Testlogik und Abweichungen in der Testdurchführung sollten genauestens dokumentiert werden (Liehs 2014).

Weitere Adaptionen können z.B. bei visuellen Beeinträchtigungen nötig sein. Hier müssen Materialien vergrößert oder Kontraste erhöht werden. Bei Menschen mit einer Hörbeeinträchtigung, bei denen bereits

Gebärden eingesetzt werden, kann bei der Erhebung des aktiven Wortschatzes eine Differenzierung zielführend sein, welche und wie viele Worte lautsprachlich produziert und welche und wie viele Worte gebärdet werden (Appelbaum 2011).

Eine Adaption von diagnostischen Materialien an die motorischen, sensorischen und kognitiven Fähigkeiten einer Person gelingt jedoch oft gut und stellt so eine möglichst objektive Einschätzung der kommunikativen und sprachlichen Fähigkeiten sicher.

Ist eine Adaption aufgrund der Inhalte von Materialien, Situationen oder Kompetenzen der u.k. Person nicht zielführend, kann auch auf eine informelle Diagnostik zurückgegriffen werden. Dabei steht das zwanglose Erproben unterschiedlicher Hilfsmittel und Kommunikationsformen in Spiel- oder Alltagssituationen im Mittelpunkt. Diese sollten kommunikatives Potential enthalten, indem Themen angeboten werden, die von Interesse sind, oder auch explizit Dinge, die abgelehnt werden (Kristen 2006). Bei der informellen Diagnostik ist eine gute Kenntnis der jeweiligen Kommunikationshilfen und -formen notwendig, damit diese wirklich zwanglos und wie *nebenbei* eingesetzt werden können. Diagnostisch erschlossen werden kann, ob ein grundsätzliches Interesse an der Kommunikationsform besteht, ob die Funktion verstanden wird und ob kommunizierte Inhalte von Bedeutung sind. Ferner sind Erkenntnisse darüber möglich, welche Begriffe bekannt sind oder wie das Symbolverständnis ist.

Grundsätzlich sollten immer auch die Bezugspersonen befragt werden, um so situative Beobachtungen zu verifizieren und abzugleichen. Zudem muss darüber gesprochen werden, welches Hilfsmittel für die Bezugspersonen im Alltag sinnvoll, hilfreich und einsatzmöglich erscheint, da es ja gerade die Bezugspersonen sind, die später den Einsatz der Hilfe begleiten und anleiten.

Dokumentation

Die systematische Dokumentation diagnostischen Handelns ist unabdingbar, um diagnostische Prozesse der Flüchtigkeit der Situation zu entheben und sie für andere zugänglich zu machen. Dazu eignen sich verschiedene Dokumentationsmethoden. Neben Beobachtungsbögen können auch Tagebücher oder Portfolios angefertigt werden, die über einen längeren Zeitraum als Dokumentationsmöglichkeit dienen und in denen der Prozesscharakter deutlich wird. Videoaufnahmen oder auch Fotografien stellen darüber hinaus eine gute Möglichkeit dar, eine bestimmte Fragestellung aus der Komplexität der Handlungssituation zu *isolieren* „und in einem handlungsentlastenden und mehrperspektivischen Kontext wiederholt zu betrachten" (Bernasconi/Böing 2015). Bei allen schriftlichen Dokumentationen und für die Kommunikation in diagnostischen Prozessen sollte eine anerkennende und prozessorientierte Sprache verwendet werden, die negative Zuschreibungen und Wertungen vermeidet. In der Diagnostik und auch in den Dokumenten sollte ein „Vorschussvertrauen" (Garbe/Herrmann 2020, 159) in die Entwicklung der kommunikativen Kompetenz der u.k. Person gegeben sein. Kommunikation und Interaktion können i.d.R. nicht *beigebracht* werden, sondern entwickeln sich „im bedeutsamen und spaßvollen Miteinander" (Castañeda/Waigand 2016, 41). Dazu muss den u.k. Personen erst einmal die Entwicklung zugetraut und diese kleinschrittig erfasst und dokumentiert werden.

6 Interdisziplinäre Interventionsplanung

6.1 Interventionsplanung als Teamarbeit

Beratung hat für die Ratsuchenden das Ziel, eine schwierige Situation oder Problemlage zu lösen. Vom Berater wird dieser spezifische Prozess in sozialer Interaktion und Kommunikation vollzogen. Beratung beinhaltet damit eine kooperative und offene Beziehung zwischen BeraterIn und KlientIn (Mutzek 2007). Beratungssituationen setzen entsprechend Zusammenarbeit, offene Kommunikation und Entscheidungsfreiheit auf allen Seiten voraus.

UK-Interventionen werden häufig von unterschiedlichen Personen begleitet und umgesetzt. Die Personen entstammen unterschiedlichen Professionen (Ergotherapie, Logopädie, Lehrpersonen, Pflegepersonen, ÄrztInnen, PhysiotherapeutInnen) sowie dem direkten Umfeld der u.k. Person (Eltern, FreundInnen, BezugsbetreuerInnen etc.). Eine gemeinsame Unterstützung der u. k. Person erfordert folglich von allen beteiligten Personen der unterschiedlichen Professionen und Lebensbereiche eine enge Abstimmung über die Zielsetzungen und Vorgehensweisen (Lüke/Vock 2019). Ferner sollte eine möglichst weitreichende Beteiligung der zu beratenden u.k. Personen angestrebt werden. Kurz: „Ein Hauptanliegen von UK-Beratung ist die Interventionsplanung im Team" (Sachse 2010, 237) oder wie Downing (1999, 23) formuliert „Assessment is a team effort".

Beteiligung meint dabei konkrete Mitbestimmung bei allen Entscheidungen, Findungsprozessen und den Einbezug des individuellen Alltagswissen der Bezugspersonen im Sinne von Expertenwissen. Kent-Walsh (2008, 27) kommt zu dem Schluss, dass „communication skills of partners significantly influence the success of communicative interactions with individuals who use AAC" und spricht sich klar dafür aus, die Bezugspersonen in jeder Phase von UK-Interventionen nicht nur zu beteiligen, sondern aktiv einzubinden. Und Beukelman/Mirenda 2013 formulieren knapp: "Parents must be members of the AAC team, at all levels of assessment and implementation".

Dabei ist häufig der Wunsch der Bezugspersonen, Möglichkeiten zur Einflussnahme auf das Gespräch, die Beratungssituation und auch die Interventionsplanung zu erhalten. Sie benötigen dazu vollständige und relevante Informationen, um Entscheidungen mittragen zu können. Zudem sollte sich jede/r AkteurIn als wertgeschätztes Mitglied des Teams fühlen (Hunt et al. 2004, 140). Gerade die privaten Bezugspersonen haben oftmals dezidiertes Wissen über Aspekte wie wichtiges Vokabular, bisherige UK-Interventionen, Entwicklungsbedingungen ihrer Kinder etc. Im Kontext von UK-Interventionen sind diese Informationen zu sammeln, zu bündeln und zu systematisieren und so fruchtbar für die Interventionsplanung zu machen. Dabei hat der weitreichende Einbezug der privaten Bezugspersonen positive Effekte auf die Umsetzung und den Erfolg der Interventionen (Kent-Walsh et al. 2015).

Neben den privaten Bezugspersonen sind interdisziplinäre Perspektiven und die Anerkennung der jeweiligen Kompetenzen ein wichtiger Bestandteil von UK-Interventionen. Dabei geht es um einen „partnerschaftlichen Dialog zwischen den Professionen, der [...] ideologische Konflikte zu vermeiden versucht" (Schäfer/Rittmeyer 2015, 120). Interdisziplinäre Kooperation ist in der UK so wichtig, da sich das Fachgebiet *zwischen verschiedenen Stühlen* befindet und sich aus dem Wissen und den Erkenntnissen unterschiedlicher Disziplinen speist. Kooperation muss deshalb aktiv entwickelt und nach den Notwendigkeiten der spezifischen UK-Intervention inhaltlich gefüllt und praktisch umgesetzt werden.

In Anlehnung an Mutzek können folgende Eckpunkte benannt werden, die eine interdisziplinäre und kooperative Gestaltung von UK-Interventionen ermöglichen:

- **Symmetrie und Akzeptanz:** Die jeweils beteiligten Personen sind immer ExpertInnen für ihr Fachgebiet bzw. haben dezidiertes Wissen aus dem Alltag oder der Lebenssituation der u.k. Person. Gleichsam sind sie in den jeweils anderen Bereichen keine ExpertInnen, wodurch sich eine Symmetrie hinsichtlich der Wissensstände und der Wichtigkeit der jeweils eigenen Erkenntnisse ergibt.
- **Dialogisches Verstehen:** Zum Verstehen der jeweils *anderen Seite* im Interaktionsprozess wird ein echter, sinngebender Dialog angestrebt, der allen Personen die gleiche Beteiligung zusichert.
- **Vertrauen:** Grundlage einer zielführenden und kooperativen Arbeit ist der Aufbau einer vertrauensvollen Beziehung durch Offenheit, Sicherheit und ein angemessenes Nähe-Distanz-Verhältnis. (Mutzek 2007, 66ff.)

Im Rahmen der interdisziplinären Zusammenarbeit sollten die verschiedenen Perspektiven auf den Prozess und die Gestaltung der UK-Intervention regelmäßig besprochen werden. Dabei können folgende Fragen hilfreich sein

- „Interessiert sich wirklich jemand für die Mitteilung der Person?
- Werden die Mitteilungen des Kindes verstanden?
- Wo tauchen Kommunikationsprobleme auf?
- In welchen Situationen kommt es zu Missverständnissen?
- Wird die Kommunikationshilfe im Alltag genutzt?
- Ist die Kommunikationshilfe für die Person jederzeit erreichbar?

- Ermöglicht die Positionierung die Anwendung der Hilfe?
- Wie ist die Einstellung der Bezugspersonen zur Kommunikationshilfe?
- Braucht die Person wirklich eine Kommunikationshilfe?“
  (Kristen 2002, 126)

Interdisziplinäre Zusammenkünfte benötigen i.d.R. eine systematische und moderierende Gesprächsführung durch eine Person (Giel 2014). Aber auch für jegliche systematische Zusammenarbeit empfiehlt sich eine die Gespräche steuernde, koordinierende Person, damit konkrete Inhalte und Vorgehensweisen zielorientiert und verbindlich abgesprochen werden (Lüke/Vock 2019).

Zudem kann auf Verfahren zur Umsetzung interdisziplinärer Zusammenarbeit wie das Konzept der Moderierten runden Tische (MoRTi) oder Aspekte der personenzentrierten Gesprächsführung zurückgegriffen werden.

Verfahren: Moderierte runde Tische (MoRTi)

Inspiriert durch die Schulischen Standortgespräche (SSG) der Stadt Zürich wurden die sog. Moderierten runden Tische am Zentrum für Unterstützte Kommunikation in Moers entwickelt, erprobt und evaluiert (Giel et al. 2018). Das Instrument versteht sich konzeptionell als ein Werkzeug, um verschiedene Perspektiven in der UK-Beratung und Diagnostik strukturiert und systematisch durch Moderation der Gesprächssituation in Austausch zu bringen, zu verbinden und durch eine konkrete und lösungsorientierte Interventionsvereinbarung zu vereinen. Basis sind systemisch-lösungsorientierte Prinzipien, und das Instrument sieht eine maximale Beteiligung aller potentiellen Bezugspersonen sowie TherapeutInnen, PädagogInnen etc. vor.

„Unter „Moderierten Runden Tischen“ soll das Zusammentreffen von Fachpersonen, Eltern und ggfs. von Betroffenen verstanden werden mit der Absicht, sich lösungsorientiert auszutauschen sowie konkrete, realistische und zeitlich überschaubare ICF-orientierte Ziele zu entwickeln“ (Giel/Liehs 2016, 2).

Die Hauptaufgabe kommt dabei der moderierenden Person zu, welche die Perspektiven der Gruppe offenlegen und vereinen und zu gemeinsamen Ergebnissen führen sollte. Dabei ist eine aus dem Konstruktivismus ableitbare wertschätzende und allparteiliche Grundhaltung Voraussetzung.

Moderierte runde Tische dauern i.d.R. ca. 90 Minuten (Giel et al. 2018, 11) und beinhalten vier Grundbausteine:

- Systemisch-lösungsorientierte Gesprächsführung/Moderation
- ICF-orientierte Ziele unter Beachtung der SMART-Prinzipien

- standardisierte Dokumentation
- Evaluation der Ziele

Bei der Durchführung Moderierter runder Tische können folgende Fragen handlungsleitend und gesprächssteuernd sein (Giel/Liehs 2016):

- Wie kann die u.k. Person optimal – unter Beachtung der vorliegenden Bedingungen – in ihrer Entwicklung gefördert werden, um vor allem die Partizipation zu erhöhen?
- Wie können die ggf. unterschiedlichen Sichtweisen vorgetragen und konstruktiv genutzt werden?
- Wie kann ein gemeinsames Verständnis für die betroffene Person entstehen?
- Wie können gemeinsam Maßnahmen, Förder- und/oder Therapieziele entwickelt und geplant werden?
- Wie und wann können diese Ziele und Maßnahmen überprüft werden?

Das Konzept wurde evaluiert (Giel et al. 2018), wobei sich positive Effekte sowohl bei Kindern als auch bei Jugendlichen zeigten. Diese betrafen die Zufriedenheit mit dem Instrument, die Wahrnehmung bzgl. der Wirksamkeit und eine Verbesserung der Kooperation. Insgesamt konnte eine hohe Effektivität mit Blick auf die Ziele des Konzepts (Moderation, gemeinsame Zielformulierung, Dokumentation und Evaluation) festgestellt werden.

Für die Einführung von UK in Institutionen, aber auch bei Einzelpersonen stellen die Moderierten runden Tische dabei ein geeignetes Mittel für die kooperative und interdisziplinäre Interventionsplanung dar.

Personenzentrierte Beratung

Kristen (2010a) stellt im Kontext der UK-Beratung einen Bezug zum personenzentrierten Ansatz nach Rogers (1997) her. Der Ansatz ist eine Weiterentwicklung aus der Gesprächspsychotherapie und geht dabei im Schwerpunkt von den Erfahrungen und der Lebenswelt der zu beratenden Person aus, wobei den Rat suchenden Personen der Status als ExpertIn für ihr eigenes Erleben zukommt.

Mittelpunkt des personenzentrierten Ansatzes ist die Beziehung zwischen dem Beratenden und dem Ratsuchenden sowie die Anteilnahme an der Situation durch den Beratenden. Dazu beschreibt Rogers die drei Grundprinzipien Empathie, Wertschätzung und Kongruenz. Übertragen auf die UK-Interventionen heißt dies:

- **Empathie:** Auch wenn die Situation einer u.k. Person i.d.R. für die BeraterInnen nicht erschließbar ist, sollte ein größtmögliches Einfühlen

in die individuelle Situation des Gegenübers angestrebt werden. Dazu gehören auch bewusst eingesetzte nonverbale Signale, die verdeutlichen, dass die Situation ernst genommen und anerkannt wird.
- **Wertschätzung:** In Beratungssituationen begegnen sich Personen, die über unterschiedliche Kommunikations-, Interaktions- und Mitteilungswege verfügen. Z. T. verunsichert auch das jeweilige Verhalten des Gegenübers. Im Sinne der bedingungslosen Wertschätzung ist der „Wert der Person unabhängig von der persönlichen Bewertung der Verhaltensweisen zu sehen" (Kristen 2010b, 12.005.001).
- **Kongruenz:** BeraterInnen sollten mit sich selbst in Übereinstimmung sein. Kongruenz oder auch Echtheit lässt dann sich widersprechende Emotionen zu, nimmt diese wahr und reflektiert sie, um authentischer und kongruenter in der Interaktion zu agieren.

Aus diesen allgemeinen Grundsätzen lassen sich konkrete Handlungsweisen für die Praxis ableiten, welche eine interdisziplinäre, kooperative und zielführende Beratung und Interventionsplanung ermöglichen:

- Vermeidung von abstrakten und unpersönlichen Formulierungen sowie fehlendem Blickkontakt und uneindeutiger nonverbaler Kommunikation. Dies gelingt v. a. auch in einer anregenden Umgebung und Situation und wenn Ratsuchende das Gefühl echten Interesses und Verständnisses für ihre Situation haben. (Kristen 2010b).
- Keine Vorgabe auf dem Weg zum gemeinsamen Ziel, sondern grundsätzliche Offenheit für die Vorstellungen, Ideen und Wünsche der u. k. Person und ihrer Bezugspersonen. Goldbart und Marshall (2004) geben dahingehend an, dass die Perspektive der Eltern oftmals in Beratungsgesprächen nicht ausreichend erfasst wird, obwohl die Forschung belegt, dass das Gelingen einer Intervention maßgeblich von der Beteiligung der Bezugspersonen und ihrem jeweiligen Verständnis der Intervention abhängt.

Unterschiedliche Erwartungen können eine kooperative Zusammenarbeit auch gefährden. So ist es nachvollziehbar, dass Bezugspersonen mit der Aufnahme einer UK-Intervention auch Hoffnungen und Erwartungen verbinden, die jedoch nicht immer erreicht werden, nicht in einer bestimmten, erhofften Zeit erreicht werden oder aus der fachlichen Sicht der Beratenden nicht erreichbar sind. Für eine kooperative Arbeit sowohl bei der Zielentwicklung und -formulierung als auch bei der Umsetzung der Intervention ist eine wechselseitige Abstimmung der Erwartungen deshalb notwendig (Wilken 2021b). Damit für die privaten Bezugspersonen die Ziele sinnvoll und attraktiv sind, ist es wichtig, diese – trotz ggf. vorhandener fachlicher Zweifel – wertfrei anzuerkennen.

Der „*Wunsch- und Erwartungsschere*“ (Pretis 2019) kann durch die Formulierung von akzeptablen Zwischenzielen begegnet werden.

Bunch et al. (2022) formulieren konkrete Hinweise für die Bezugspersonen, die helfen können, Ziele in den Alltag zu übertragen und sich damit als Teil des *Interventionsteams* zu sehen. Sie unterscheiden:

- *Auditory skills* (z. B. konkrete Hinweise, wie z. B. gemodelt werden kann, welche nonverbalen Signale eingesetzt werden können und welches sprachunterstützende Verhalten)
- *Receptive and expressive language skills* (konkrete Hinweise, wie korrektives Feedback, auffordernde Sprache, Erweiterung von Ein-Wort-Sätzen oder Kategorienbildung angeregt werden können).
- *Pragmatics* (Fokus auf pragmatischem Gebrauch der Sprache) und
- *Self-advocacy skills* (strategische Fähigkeiten zur Gesprächssteuerung und -kontrolle in die Förderung einbeziehen).

6.2 Grundlegende Elemente systematischer Interventionsplanung

Am Ende des diagnostischen Prozesses steht die konsensgetragene Entscheidung über Interventionsziele, Umsetzungsmöglichkeiten und Ideen zur alltagsimmanenten Unterstützung der u. k. Person und ihres Umfeldes. Dabei steht die Frage im Raum, wann eine UK-Intervention eine *gute* Intervention ist bzw. was der Inhalt eines sinnvollen Zieles sein sollte (Klang et al. 2016).

Allgemein formuliert sind UK-Interventionen dann gut, wenn Alltagskommunikation gelingt (Light 1989, 2003). Dabei ist entscheidend, wann eine u. k. Person als kompetente/r GesprächspartnerIn wahrgenommen wird. Light (1989) macht dahingehend deutlich, dass von gelingender und kompetenter Alltagskommunikation vor allem dann gesprochen werden kann, wenn die u. k. Person ihre Kommunikationsform(en) „adäquat und entsprechend der Erfordernisse der jeweiligen Situation sowie der beteiligten Gesprächspartner/-innen verwendet“ (Sachse/Bernasconi 2018, 40).

Lemler widmet sich der Frage nach der Lebensbedeutsamkeit von UK-Interventionen. Mit vorwiegendem Blick auf elektronische Kommunikationshilfen werden von ihr folgende drei Aspekte beschrieben, die auch auf andere Modalitäten von UK übertragen werden können und die als übergreifende Maximen bei der Interventionsplanung bedacht werden sollten: UK-Interventionen sind dann lebensbedeutsam für die u. k. Person, wenn sie (1) einen Fähigkeitszuwachs auf der Kompetenzebene ermöglichen, (2) die Einflussnahme auf der Handlungsebene steigern und (3) die Persönlichkeits- und Identitätsbildung auf der Selbstebene durch Steigerung der Teilhabe unterstützen (Lemler 2020, 297).

Darüber hinaus lassen sich grundlegende Prinzipien und Aspekte benennen, die auf unterschiedlichen Forschungsergebnissen sowie einer praktischen Alltagsevidenz durch die über Jahre gewachsene UK-Arbeit basieren, hier aber nur skizzenhaft beschrieben werden können.

Vokabularauswahl

Die zur individuellen Situation passende Vokabularauswahl zum Alltag sowie für spezifische Kommunikationssituationen passendes Vokabular sind Grundpfeiler jeder Verständigung und damit für die Erweiterung der kommunikativen Kompetenz. Folgte die Förderung von UK in Deutschland zunächst einem nomenorientierten Ansatz (, d.h. in der Förderung wurden v.a. Substantive eingesetzt), so orientieren sich UK-Interventionen aktuell mehrheitlich am sogenannten Kern- und Randvokabular. Das im Englischen als „core vocabulary" beschriebene Vokabular (Baker et al. 2000) setzt den Fokus auf bestimmte Wörter, die im Alltag eine hohe Frequenz besitzen (Balandin/Iacono 1998). Umfangreiche Forschungen zum deutschen Kernvokabular haben die Sprach- und Kommunikationsförderung in Deutschland in den letzten knapp 15 Jahren maßgeblich verändert und zur Entwicklung von alltagspraktischen Materialien wie die Kölner Materialien (Boenisch et al. 2007, Boenisch/Sachse 2020) geführt.

Der Begriff Kernvokabular beschreibt die 200 bis 300 am häufigsten genutzten Wörter einer Sprache. Dabei handelt es sich nicht um eindeutig festgeschriebene Worte, sondern um einen prozentualen Anteil am Gesamtwortschatz (Boenisch 2013). Boenisch (2014) unterscheidet zwischen dem *Kernvokabular im engeren Sinne und Kernvokabular im weiteren Sinne*. Das *Kernvokabular im engeren Sinne* bezeichnet

> „die an den häufigsten verwendeten Wörter einer Sprache. Das Kernvokabular macht 80% des Gesprochenen aus und wird unabhängig von der individuellen Lebenssituation und vom Thema flexibel eingesetzt. Es sind vor allem situationsunspezifische Funktionswörter (Pronomen, Hilfsverben, Adverbien, Präpositionen, Artikel, Konjunktionen), die durch einzelne Inhaltswörter (Nomen, Verben, Adjektive) ergänzt werden. […] Das *Kernvokabular im weiteren Sinne* bezieht sich unabhängig der 80%-Marke auf die 200–300 am häufigsten gesprochenen Wörter einer Personengruppe" (Boenisch 2013b, 10).

Das Kernvokabular stellt entsprechend eine Anzahl an Wörtern dar, die aus dem Gebrauchswortschatz einer Person hervorgeht und abhängig von der Gesamtzahl der bekannten bzw. genutzten Begriffe ist.

Vom Kernvokabular wird das sog. **Randvokabular** unterschieden, was den übrigen Wortschatz einer Person meint. Diese Wörter werden nicht mit der gleichen Häufigkeit wie das Kernvokabular genutzt und sind hauptsächlich sogenannte Inhaltswörter für themenbezogene oder individuell bedeutsame Kommunikation (Boenisch/Sachse 2020). Im Kontext der UK ist jedoch nicht ausschließlich das Kernvokabular zielführend. Gerade bei **Kommunikationsbeginnern** und durch den von u.k. Personen häufig verwendeten Telegrammstil (Braun 2020) ist in der Kommunikation das Randvokabular ebenfalls eine wichtige Ressource für die alltagsnahe und zügige Kommunikation. Entsprechend sollte immer Kern- *und* Randvokabular mit Medien der UK zur Verfügung gestellt werden, jedoch in passendem Verhältnis (Boenisch/Sachse 2020).

Als eine Möglichkeit zur frühen Kommunikationsförderung mit Kernvokabular präsentieren Sachse und Willke (2011, 2020) das Konzept der **Fokuswörter**. Dabei wird ein Zielwortschatz aus 100 Wörtern beschrieben, wobei 70 Wörter aus dem Kernvokabular entnommen sind und 30 individuelle Begriffe des Randvokabular ergänzt werden. Das Konzept der Fokuswörter geht auf die Idee des Zielwortschatzes von van Tatenhove (2008b) zurück und organisiert die Begriffe aus dem Kernvokabular in sogenannten Fokuswörterreihen, die jeweils einen Bezug zu einer oder mehreren Kommunikationsfunktionen haben. Die einzelnen Fokuswörterreihen werden für einen begrenzten Zeitraum (die AutorInnen geben hier vier bis sechs Wochen an) genutzt. Willke schlägt folgenden Ablauf für die Planung und Nutzung von Fokuswörtern im Rahmen der Interventionsplanung vor. Als Merkhilfe dient dabei der Begriff →FOKUS:

„F … estlegen des Zielwortschatzes,
O … rdnen des Zielwortschatzes in Fokuswörterreihen,
K … onkrete Situationen planen
U … mfeld gestalten
S … chriftlich festhalten“. (Willke 2013, 20)

Der Vorteil der Arbeit mit Fokuswörtern liegt zum einen an eher geringen Anforderungen an das Umfeld, da immer nur wenige neue Begriffe in der Intervention hinzukommen. Zum anderen wird sukzessive ein Wortschatz aufgebaut, der die Nutzung unterschiedlichster Kommunikationsfunktionen ermöglicht und so die kommunikative Kompetenz langfristig systematisch erweitert.

Als Strategien beim Einsatz der Fokuswörter werden benannt (Sachse/Willke 2020):

- *Eindeutige Kommunikationssituationen*, d.h. ein Falsch-verstehen sollte möglichst vermieden werden.

- *Aussagen am Ende von Sätzen erweitern*, da hier – analog zum regulären Spracherwerb – der Fokus der Lernenden liegt.
- *Nutzung in echten Kommunikationssituationen* entsprechend dem Prinzip des Modelings, dass weniger gezeigt werden sollte, wo ein Wort auf der Kommunikationshilfe sich befindet, sondern wie man dieses Wort einsetzen kann.
- *Sprecherwechsel unterstützen* und *Gespräche fortführen.*

Symbolische Darstellung des Vokabulars
Ist die Vokabularauswahl vorgenommen worden, stellt sich oft die Frage nach der Darstellung der Begriffe mittels bestimmter Symbole bzw. einer Symbolsammlung. Auch hier existieren unterschiedliche Systeme (z. B. Picture Communication Symbols, METACOM, Symbol Stix, MAKATON, Picto-Selector). Bei der Entscheidung für ein Symbolsystem sollte überprüft werden, welche Symbole ggf. im Umfeld der u. k. Person schon verwendet werden bzw. bekannt sind. Auch die visuellen Fähigkeiten sind zu beachten und, insbesondere bei Personen mit altersgerecht entwickeltem Sprachverständnis, auch der Umfang der Symbolsammlung, um eine Erweiterung und einen Ausbau des Wortschatzes nicht von den zur Verfügung stehenden Symbolen abhängig zu machen. Daneben können weitere Gründe wie die Kosten aber auch der persönliche Geschmack eine Rolle spielen (Fröhlich 2020).

Als übergreifende Prinzipien für systematische UK-Interventionen benennt Sachse (2010) zusammenfassend acht Aspekte, die hier um die beiden Punkte Teilhabeorientierung und Fokussierung auf kommunikative Kompetenz erweitert werden:

1. *Prinzip der sozial-kommunikativen Interaktion*: Fokussierung auf natürliche Gesprächssituationen mit unterschiedlichen KommunikationspartnerInnen im Alltag.
2. *Prinzip der Routinen*: Nutzung wiederkehrender natürlicher Situationen.
3. *Prinzip des kontinuierlichen Modelings:* konsequentes Mitnutzen der alternativen Kommunikationsform durch die Bezugspersonen.
4. *Prinzip der Wortschatzunterstützung*: Nicht nur der Aufbau der gerade aktuellen Begriffe sollte im Zentrum der Förderung stehen, sondern auch der passive Wortschatz auf der Kommunikationshilfe, indem auch dieser gemodelt und genutzt wird.
5. *Prinzip der kontextgebundenen Kommunikation*: Kommunikation kann v. a. im konkreten Handlungsbezug, in echten bedeutsamen Situationen erlernt werden.

6. *Prinzip der frühzeitigen Nutzung von Sprachausgabegeräten*: Vorteile der Sprachausgabe (auditives Feedback, Möglichkeit zum sprachlichen Experimentieren, vermehrte Rückmeldung durch das Umfeld) möglichst früh zur Verfügung stellen.
7. *Prinzip der Unterscheidung von UK-Einsatz und UK-Förderung* (Unterscheidung mit Blick auf die Ziele): Stehen das Anwenden bereits erlernter Begriffe und Kommunikationsfunktionen im Mittelpunkt der Intervention oder das Erlernen von neuem Vokabular oder Strategien zur Erweiterung der kommunikativen Kompetenz?
8. *Prinzip des langfristigen Förderplans*: Die einzelnen (Fein)Ziele der Intervention sollten zum einen kurzfristig (SMART-Prinzip) umsetzbar sein, aber auch ein längerfristiges Ziel mit Blick auf die Erweiterung der kommunikativen Möglichkeiten in Richtung kommunikativer Unabhängigkeit bedienen.
9. *Prinzip der teilhabe- und aktivitätenbezogenen Förderung*: Ausgangspunkt der Intervention sollte eine Veränderung der Teilhabe bei einer individuell bedeutsamen Alltagsaktivität sein.
10. *Prinzip der Orientierung an einer umfassenden kommunikativen Kompetenz*: Neben dem Aufbau von linguistischen Fähigkeiten müssen auch die weiteren Ebenen kommunikativer Kompetenz bedacht werden, indem der Einsatz der Hilfe und deren Benutzung in unterschiedlichen Alltagssituationen sichergestellt wird.

Auch wenn sich Förderziele in der UK aufgrund der Heterogenität der NutzerInnen und ihrer jeweiligen Lebenskontexte nicht auf einer allgemeine Ebene sondern allenfalls überblicksartig beschreiben lassen, können doch einige übergreifende Interventionsziele benannt werden, die mit den Stufen der kommunikativen Entwicklung korrespondieren.

So steht bei Personen, die noch sehr am Anfang der Entwicklung sind oder die bisher nur wenige Erfahrungen mit gelingender Kommunikation gemacht haben, zunächst das Erleben von Kontingenz, Sicherheit und Routinen im Vordergrund (Abb. 22). Dadurch kann die Entwicklung der Selbstwirksamkeit als ein begünstigender Faktor für intentionale Kommunikation unterstützt werden. Dies kann z. B. durch die Arbeit mit Ankündigungszeichen oder Bezugsobjekten, mit der Erstellung eines Kommunikationspasses für körpereigene Kommunikationsformen, ein Ich-Buch, die Arbeit mit kleinen Hilfen und Adaptionshilfen zur Umfeldkontrolle (z. B. mittels Powerlink, BigMack, Step-by-Step etc.) und über erste Literacy-Erfahrungen umgesetzt werden.

Bei Personen, die bereits intentional bzw. moderiert kommunizieren, steht die Freude an Kommunikation und die Erfahrung, dass man andere Menschen beeinflussen, mit ihnen interagieren und sich austauschen kann, im Mittelpunkt der Intervention. Hier bieten sich z. B.

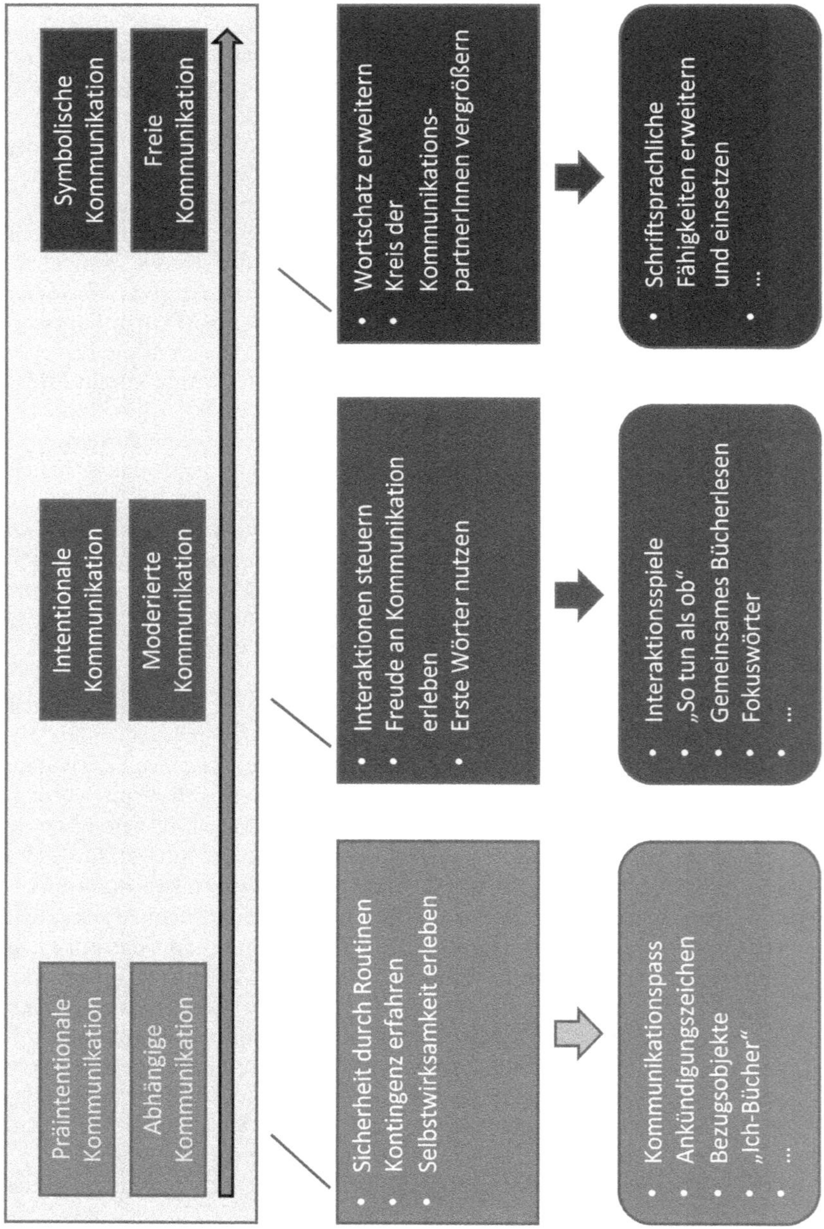

Abb. 22: Interventionsideen mit Blick auf die kommunikative Entwicklung

Interaktionsspiele, die Nutzung erster Wörter in Auswahlsituationen, das gemeinsame Lesen oder Betrachten von (Bilder)Büchern, die Arbeit mit Fokuswörtern zur gezielten Erweiterung kommunikativer Funktionen oder die Nutzung von sozialen Routinen und Floskeln an.

Frei und symbolisch kommunizierende Personen können sukzessive und systematisch ihren aktiven und passiven Wortschatz sowie den Kreis ihrer KommunikationspartnerInnen und Kommunikationssituationen erweitern, indem vielfältige Kommunikationssituationen ermöglicht und ggf. umweltbedingte Barrieren abgebaut werden. Zudem sollte spätestens ab jetzt die Förderung der schriftsprachlichen Kompetenz in den Fokus rücken.

Wichtig ist dabei, dass der Einsatz spezifischer Kommunikationshilfen und -modalitäten (unabhängig ob körpereigen, nicht-elektronisch, einfach-elektronisch oder elektronisch-komplex) nicht mit einem bestimmten Entwicklungsstand der kommunikativen Entwicklung einhergeht. Entscheidender als die Frage nach dem „was" hinsichtlich der Medien und Materialien sind die Fragen nach dem „warum" bzw. dem „wie". So können mit einer tabletbasierten Kommunikationshilfe sowohl Ursache-Wirkungs-Verständnis erfahren, erste Auswahlsituationen gestaltet, eine komplexe Wortschatzstruktur genutzt oder schriftsprachlich kommuniziert werden. Dies entspricht auch dem oben dargestellten Grundprinzip, dass es keine Mindestvoraussetzungen auf Seiten der u.k. Personen für den Einsatz bestimmter Hilfsmittel gibt, sondern vielmehr die Kreativität, der Mut und die Freude des Umfelds und der begleitenden Professionellen Einsatz- und Entwicklungsmöglichkeiten hemmen oder fördern.

6.3 Transitionen – Herausforderungen für die Diagnostik

Übergänge von einem System in ein anderes im Laufe der Biografie stellen immer ein *kritisches Lebensereignis* (Filipp 1995) mit besonderen Herausforderungen dar. Personen, die von einem System in das nächste übergehen, stehen vor Entwicklungsaufgaben auf verschiedenen Ebenen:

- persönliche Ebene (z.B. neue Bezugspersonen, Abschied von bisherigen Freunden und Professionellen),
- kontextuell-strukturelle Ebene (Gestaltung der Umgebung z.B. mit Blick auf Symbole, Unterstützungsstrukturen)
- interaktionale Ebene (neue kommunikative Routinen, veränderte Kommunikationswege und ggf. -systeme)

Gelingende Transitionsprozesse sind dabei in besonderem Maße von Interaktion und Kooperation zwischen den einzelnen Systemen wie z. B. Familie, Kindertageseinrichtung oder auch Schule abhängig. Die gegenseitige Abstimmung der einzelnen Systeme ist dabei essentiell, um anschlussfähige Bedingungen zu schaffen.

Für u. k. Personen stellen Übergänge eine gesteigerte Herausforderung dar, da sie sich mit neuen Kommunikationsbedingungen, mit neuen Bezugspersonen, die ggf. die Kommunikationsformen und -modalitäten nicht so gut kennen und vielleicht sogar mit einem neuen Kommunikationssystem (andere Symbole, eine neue Kommunikationshilfe) auseinandersetzen müssen (Burgio 2021).

Transitionsprozesse beinhalten dabei die Gefahr, dass die bisher erreichten kommunikativen Kompetenzen nicht oder nur teilweise weitergegeben bzw. in ein anderes System übertragen werden (Dangschat/ Plachta 2020). Zudem beginnt die aufnehmende Institution oftmals von neuem mit der (ggf. umfangreichen) Diagnostik und „muss mühsam herausfinden, in welchen Situationen die größten Erfolgserlebnisse in Unterstützter Kommunikation erreicht werden können" (Vollert/Leber 2010, 08.070.001).

Erschwerend sind dabei die fehlende Einheitlichkeit bei der Übergabe und die sich nur langsam durchsetzende Erkenntnis der Notwendigkeit einer dezidierten, auf kommunikative Kompetenzen der u. k. Personen in unterschiedlichen Alltagssettings bezogenen Übergabe. Zur UK-Interventionsplanung gehört folglich auch die systematische Planung von Übergängen. Dabei sollten folgenden Aspekte bedacht werden (Bernasconi/ Sachse 2021):

- Über welche kommunikativen Kompetenzen verfügen die Personen inkl. ggf. idiosynkratrischer Kommunikationsformen?
- Welche Unterstützungsaspekte von Seiten der privaten und professionellen Bezugspersonen sind zu beachten bzw. wurden in der Vergangenheit beachtet?
- In welcher Art werden spezifische Hilfsmittel (z. B. Symbolkarten, elektronische Kommunikationshilfen, Gebärden) genutzt?
- Was sind/waren konkrete Situationen, in denen UK in einer spezifischen Art und Weise genutzt wurde und wird bzw. zukünftig genutzt werden kann?

Handlungsleitend muss vor allem die Vermeidung von Abbrüchen in der kommunikativen Entwicklung und die Unterstützung der u. k. Personen bei der Transition sein. Gleichzeitig ist dafür Sorge zu tragen, dass bisherige Kompetenzen umfassend in das neue System integriert werden. Hier gilt es sich zu verdeutlichen, dass die professionellen

Bezugspersonen keine Transition erleben, sondern die u.k. Personen den Übergang aktiv erfahren und gestalten müssen. Entsprechend kommt v.a. den privaten Bezugspersonen eine entscheidende Rolle zu, weshalb sie in den Transitionsprozess möglichst umfassend miteinbezogen werden sollten (Eckerth/Hanke 2015, Burgio 2021). Vor allem das Wissen über die bisherigen Kommunikationsformen, -systeme und -modalitäten macht die privaten Bezugspersonen hier zu essentiellen ExpertInnen in Abstimmungs- und Übergabegesprächen. Hilfreich sind auch hier eine gemeinsame Orientierung sowie eine gut dokumentierte Übergabe über bisherige Ergebnisse von Diagnostik und Interventionsplanung. Spezifische Materialien können den Prozess positiv unterstützen und steuern. So existieren aus der Praxis heraus entwickelte **Übergabebögen** in unterschiedlicher Form. Diese stellen eine einfache und dennoch durch die schriftliche Fixierung verbindliche Beschreibung von Kommunikationsmöglichkeiten, Informationen zu individuellen Hilfen und ggf. spezifischen Ansteuerungsmöglichkeiten sowie Kontakten aus Unterstützerkreisen dar. Karus (2021) gibt einige Beispiele für Übergabebögen, die von UK-Arbeitskreisen entwickelt und zur Verfügung gestellt wurden.

Ein weiteres einfach nutzbares Material sind die Übergabebögen von Vollert/Leber (2010). Diese bieten für viele unterschiedliche Kommunikationsformen die Möglichkeit, Hinweise zu Verantwortlichkeiten, Kompetenzen, Besonderheiten, Vokabular etc. sowie der bisherigen und der perspektivischen zukünftigen Förderung einzutragen und so weiterzugeben. Die Autorinnen empfehlen darüber hinaus Videoaufnahmen und Fotos, um z.B. individuelle Mimik oder Gestik zu dokumentieren oder dem neuen Umfeld direkt Hinweise für aktive Kommunikationssituationen zu geben. Des Weiteren wird ein verbindliches und verpflichtendes Übergabegespräch empfohlen.

Neben Übergabebögen sind auch **„Ich-Bücher“** ein Mittel, damit neue Bezugspersonen eine u.k. Person angemessen einschätzen und ansprechen kann. Ich-Bücher sind eine grundsätzliche Möglichkeit der Verbindung von Dokumentation und Intervention und sollten im Rahmen von Transitionen insbesondere Personendaten, Vorlieben, Interessen, Bedürfnisse, Besonderheiten, Kompetenzen und bisher genutzte Kommunikationsformen und -funktionen enthalten. Für Ich-Bücher finden sich vielfältige Gestaltungshinweise und Vorlagen (z.B. Engler/Beier 2012, Fröhlich 2021, Schatz/Schellbach 2021).

Unabhängig von der Art der Dokumentation können über **visuelle Medien** wie Fotos, Symbolmappen, Kommunikationstagebücher und -mappen, Videos etc. bisherige Kompetenzen und Inhalte der Förderung festgehalten werden. Visuelle Darstellungen sind weniger flüchtig als Inhalte aus Gesprächssituationen, überdauern so leichter den Übergabeprozess und können immer wieder als Erinnerungsstütze genutzt werden. Burgio merkt an, dass dabei „in Zeiten rasant fortschreitender Digitalisierung [...] zunehmend Onlinemöglichkeiten in den Blick genommen werden" (Burgio 2021, 102) sollten.

Übergabebögen oder andere dokumentierende Materialien ersetzen jedoch keine Diagnostik (Vollert/Leber 2010). Vielmehr kann es notwendig sein und sollte immer auch in Betracht gezogen werden, bei einem Wechsel in ein neues System bei Unsicherheiten oder Unklarheiten auch eine erneute Diagnostik in die Wege zu leiten. Mitunter kann der veränderte diagnostische Blick auch zu einer neuen Einschätzung der kommunikativen Fähigkeiten und zu neuen Ideen für die Förderung führen. Nicht zuletzt sollten deshalb auch die Rahmenbedingungen von Transitionsprozessen berücksichtigt werden, indem bisherige erfolgreiche kommunikative Unterstützungsmaßnahmen in das neue System integriert werden, wenn möglich mit gleichen Symbolen oder Gebärden gearbeitet wird und individuelle Besonderheiten in der Kommunikation auch im neuen System anerkannt und akzeptiert werden.

7 Aktuelle Entwicklungen: Tele-UK-gestützte Diagnostik und Interventionsplanung

7.1 Allgemeine Grundlagen und Voraussetzungen

7.1.1 Entwicklung von Tele-UK

Tele-UK steht als Oberbegriff für die Versorgung, Förderung und Begleitung von u.k. Personen unter Nutzung digitaler Medien. In Deutschland ist das Thema noch relativ neu, in den USA existieren Formen von Tele-UK bereits seit etwas mehr als zehn Jahren (Hellrung 2021). Tele-UK bzw. UK-Tele-Praxis entstand dort aus der Notwendigkeit heraus, Personen mit Bedarf an UK, die in ländlichen Regionen leben, ebenfalls eine UK-Beratung und -begleitung anzubieten.

Schwerpunkt von Tele-UK in den USA war zunächst die Kooperation zwischen SprachtherapeutInnen mit Erfahrung in Teletherapie und SpezialistInnen aus dem Bereich der UK (Hall et al. 2020). Federführend im Kontext Konzeptentwicklung der Tele-UK in den USA ist der dortige Dachverband der SprachtherapeutInnen ASHA (America Speech Language Hearing Association). 2012 wurde bei der ISAAC-Tagung (ISAAC – International Society for Augmentative and Alternative Communication)erstmals eine eigene Arbeitsgruppe zur Thematik gebildet, ein erstes Fachbuch zur Thematik existiert von Hall et al.(2020).

Im Kontext der Tele-UK existieren derzeit unterschiedliche Begrifflichkeiten, z.B. „Digitale UK“, „Tele practice“ oder „Tele AAC“. Fleming et al. geben folgende von ASHA genutzte Definition:

> “Telepractise describes the application of telecommunications technology to deliver professional services at a distance by linking clinician to client, or clinician to clinician for assessment, intervention and/or consultation“ (Fleming et al. 2013, 9).

UK-Tele-Praxis integriert damit in der Regel eine u.k. Person und/oder deren Umfeld und dient nicht lediglich dem Austausch zwischen TherapeutInnen und anderen fachlichen Bezugspersonen.

In Deutschland gibt es zu Tele-UK bisher eher wenig Erfahrung und eine große Unterschiedlichkeit. Eine erste Tele-UK-Konferenz fand Anfang 2021 an der Universität zu Köln statt. Hier zeigten sich ein starkes Interesse an der Thematik, aber auch große Wissens-, Handlungs- und Möglichkeitsunterschiede (Boenisch 2021).

7.1.2 Ziele und Zielgruppen

Die Ziele von Tele-UK unterscheiden sich nicht grundsätzlich von denen der Begleitung und Förderung vor Ort. So kann der Erwerb von einem spezifischen Wortschatz Inhalt der Tele-UK-Therapie sein, aber auch die Erweiterung pragmatischer Kommunikationsfähigkeiten oder auch einfach das gemeinsame Spielen, um Kommunikation anzuregen oder diagnostische Beobachtungen zu machen.

Tele-UK ist grundsätzlich für alle Zielgruppen geeignet, unabhängig von deren kommunikativen Entwicklungsstand. Entscheidender sind eher die strukturellen Voraussetzungen. Bei der Umsetzung existieren unterschiedliche Formen (Abb. 23).

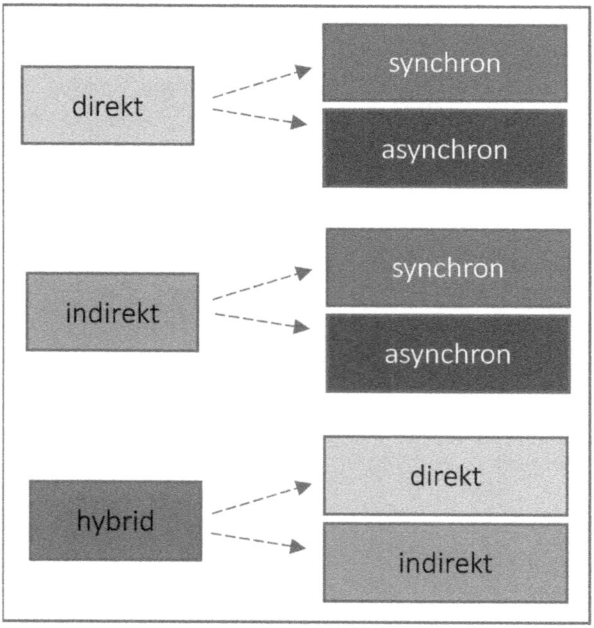

Abb. 23: Formen und Varianten von Tele-UK

- So können synchrone Angebote durchgeführt werden, d.h. TherapeutIn und KlientIn sehen sich live am Bildschirm.
- Ferner sind asynchrone Angebote möglich, indem bestimmte Materialien, Förderideen, Videosequenzen etc. digital angeboten und ausgetauscht werden.
- Schließlich sind als Kombination aus beiden auch hybride Angebote denkbar.

Ferner kann unterschieden werden zwischen direkten und indirekten Angeboten. Direkte Angebote beziehen sich auf die u.k. Person, indirekte Angebote dagegen fokussieren die Arbeit mit familiären und/oder fachlichen Bezugspersonen.
Aus diesen unterschiedlichen Formen ergeben sich verschiedene Varianten von Tele-UK.

Hall (2020) benennt folgende Grundprinzipien von Tele-UK: ICF-Orientierung, Auswahl des effektivsten Kommunikationssystems für die u.k. Person, größtmöglicher Einbezug der privaten Bezugspersonen sowie die Orientierung an (evidenzbasierten) Methoden und Orientierungsmodellen. Zudem sollten sich alle Beteiligten auch über die eigenen Fähigkeiten und die Grenzen der Methode im digitalen Setting bewusst sein und diese Einschränkungen transparent machen (Hellrung 2021).

7.1.3 Anwendungsbereich

Anhand von W-Fragen kann der **Anwendungsbereich von Tele-UK** genauer beschrieben werden:

- **Wer?** Es kann sowohl mit den KlientInnen als auch mit privaten und professionellen Bezugspersonen gearbeitet werden oder mit einer Mischform, in der alle gemeinsam an einer digitalen UK-Beratung, einer UK-Diagnostiksituation oder einem Gespräch im Kontext der UK-Interventionsplanung teilnehmen.
- **Was?** Dies bezieht sich auf die inhaltliche Ebene von Tele-UK. Hier können sowohl sprachlich-linguistische Ziele im Vordergrund stehen als auch Kommunikationsformen der KlientInnen oder das Kommunikationsverhalten des Umfeldes. Zudem können gemeinsame Linien oder eine gemeinsame Richtung in der Förderung bestimmt werden oder Hilfsmittelversorgungen Inhalt von Tele-UK Beratungen sein. Organisatorisch sind Beratungssituationen, diagnostische Erhebungen oder Therapiesitzungen denkbar (Castañeda 2021). Ferner können Runde Tische und Übergabegespräche, Abstimmungsrunden oder Evaluationen digital durchgeführt werden.

- **Wo?** Ein Vorteil von Tele-UK liegt darin, dass die Beteiligten in ihrem gewohnten Umfeld verbleiben können. Zudem kann auch über größere räumliche Distanz in Kontakt getreten werden, ein großer Vorteil bei der Versorgung im ländlichen Raum.
- **Wie?** Unterschiedliche Materialien und Medien müssen so aufbereitet werden, dass sie entweder direkt am Bildschirm nutzbar bzw. digital anwendbar sind oder sie müssen den KlientInnen vorab zur Verfügung gestellt werden. Hier kann ggf. eine Begleitung durch eine weitere Person oder auch eine zweite TherapeutIn vor Ort sinnvoll und notwendig sein.
- **Womit?** Grundlegend für Tele-UK sind technische Voraussetzungen sowie spezifisches Material, in der Regel adaptiertes Diagnostik- oder Fördermaterial. Darüber hinaus benötigen die Beteiligten Wissen über die Technik. Ggf. sind Anpassungen von Materialien notwendig.

7.1.4 Technische Voraussetzungen

Benötigt wird ein Videokonferenz-Tool oder ein Endgerät mit Videotelefonie-Funktion. Im Bereich der Videokonferenz-Lösungen existieren unterschiedliche Anbieter, die alle eine ähnliche Funktionalität besitzen und grundsätzlich geeignet sind. Entscheidender als die Wahl des Videokonferenz-Tools mit Blick auf ihre Funktionalität sind die Kenntnisse und Möglichkeiten der KlientInnen und ihres Umfeldes. Ferner sind eine gute Internetverbindung sowie technische Vorkenntnisse bei den KlientInnen, bei den Bezugspersonen, aber auch bei den TherapeutInnen wichtig. Über die Basisausstattung hinaus ist das Einbinden einer zweiten Kamera, ein gutes Mikrofon und räumliche Voraussetzungen, die gutes Licht und Ungestörtheit gewährleisten, von Vorteil. Bilda et al. geben folgende Funktionen an, die für die Durchführung von Tele-Therapie wichtig sind:

- „Teilen des Bildschirms und Zugriffs, damit PatientInnen aktiv mitarbeiten können,
- Funktion eines Whiteboards
- Hochladen und gemeinsames Nutzen von Arbeitsmaterialien (z. B. digitale Arbeitsblätter, Audiofiles und Videos)
- Erstellen von Video- und Tonaufnahmen (Feedback, Eigentraining)
- Möglichkeiten zur Gruppentherapie“ (Bilda et al. 2021, 114)

Fragen des Datenschutzes sind unbedingt zu klären. Dabei sollte eine Einverständniserklärung aller Beteiligten eingeholt werden, um alle Beteiligten rechtlich abzusichern. Wichtig ist es, dass die Einverständniserklärung und die Zustimmung zur Weitergabe von persönlichen Daten vor der Tele-UK-Sitzung eingeholt werden muss. Dazu existieren Vorlagen auf den Internetseiten unterschiedlicher Berufsverbände (Hellrung 2021).

Oftmals wird für Tele-UK auch eine weitere Person benötigt. Dies kann eine private Bezugsperson sein, aber auch ein/e weitere TherapeutIn. Dieser sogenannte „On-Site-Facilitator“ (Boisvert/Hall 2020) hat unterschiedliche Aufgaben. Einerseits sollte technische Unterstützung gegeben werden, z. B. müssen Kamera, Endgerät, Kommunikationshilfe und gegebenenfalls der/die KlientIn so positioniert werden, dass der/die TherapeutIn sie gut sehen kann. Andererseits kommt der Person vor Ort mit Blick auf die inhaltliche Mitarbeit eine wichtige Rolle zu, z. B., wenn Inhalte ko-konstruiert, gemodelt oder die Förderung aktiv begleitet werden. Die Vorteile für die zweite Person liegen auf der Hand: Oftmals ist eine aktivere Einbindung in die Förderung und Therapie möglich als in einer Beratungs- oder Therapiesituation, die vorwiegend durch die TherapeutInnen gestaltet wird. Außerdem kann ein direktes Coaching durch die TherapeutInnen in der natürlichen Situation möglich werden. (Abb. 24)

7.1.5 Zur Frage der Wirksamkeit

Eine wichtige Frage für alle Beteiligten und auch die Kostenträger ist zudem, ob Tele-UK wirksam ist bzw. mit einer Beratung und Diagnostik vor Ort vergleichbar ist. Hier zeigt die bisher geringe Studienlage z. T. Evidenzen, allerdings für Einzelfragestellungen (Bilda et al. 2021). Die diagnostische Einschätzung ist aber über digitale Medien durchaus mit einer Diagnostik vor Ort vergleichbar, wenn die strukturellen Rahmenbedingungen gegeben sind. Zudem können mittels Tele-UK sprachliche Leistungen und die funktionelle Kommunikation verbessert werden. Einige Studien an Schulkindern zeigen, dass die Methode auch bei Sprech- und Sprachstörungen wirksam ist. (Macoir et al. 2017, Meltzer et al. 2017, Hall et al. 2014, Gabel et al. 2013, Grogan-Johnson et al. 2013, Hall et al. 2013, Boisvert et al. 2010).

7.1.6 Chancen und Grenzen

Chancen von Tele-UK liegen für die u. k. Personen vor allem darin, dass sie ihre TherapeutInnen ggf. häufiger sehen und hören können, dass sie Erfahrung mit neuen Kommunikationsformen machen und dass der Einsatz der Kommunikationshilfen in realen Alltagssituationen möglich wird. Die Chancen für das private Umfeld liegen in der Erweiterung

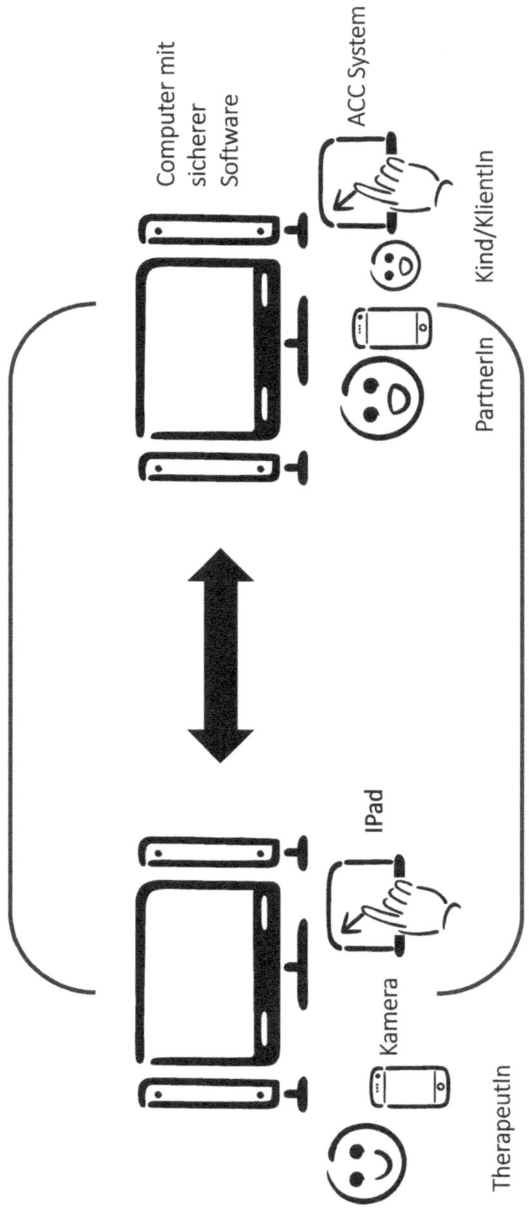

Abb. 24: Voraussetzungen und praktische Gestaltung von Tele-UK (in Anlehnung an Commūnicāre 2022)

der eigenen Medienkompetenz, im Erleben von alltagsbezogenen Kommunikationsmöglichkeiten sowie in der Erfahrung der eigenen Rolle im Kontext der Unterstützung und Intervention.

Weitere Vorteile von Tele-UK sind die hohe räumliche und zeitliche Flexibilität, beiläufigere und damit alltagsnähere Beobachtungsformen und weniger Reisezeiten für alle Beteiligten. Außerdem sind gerade moderierte und frei kommunizierende u.k. Personen oftmals technisch affin oder lassen sich durch Technik gut motivieren, was damit ein weiterer Vorteil von Tele-UK ist (Castañeda 2021).

Herausforderungen für die privaten Bezugspersonen liegen in der Strukturierung der Umgebung, der Gestaltung des Settings, insbesondere bei kleinen Kindern. Während der Tele-UK-Sitzungen kann es schwierig sein, angemessene Unterstützung zu geben und sich nicht zu sehr auf die Technik zu fokussieren oder zu sehr *für* das Kind zu sprechen. Auch bei digitalen Beratungs- oder Diagnostiksitzungen sollte der Schwerpunkt auf der Kommunikation der u.k. Person *mittels* der Kommunikationshilfe liegen. Weitere Nachteile sind die Abhängigkeit von technischen Gegebenheiten wie funktionierenden Endgeräten und der stabilen Internetverbindung sowie Einschränkungen bei der diagnostischen Einschätzung, vor allem, wenn es um Fragen der Ansteuerung und der Positionierung von Kommunikationshilfen geht (Castañeda 2021, 13).

7.2 Formen der Tele-UK

7.2.1 Tele-UK-Diagnostik

Diese Form findet in der Regel als Face-to-Face Situation statt, es sind aber auch asynchrone Situationen über Videoaufnahmen denkbar. Die Testdurchführung findet über geteilte Testmaterialien statt, d.h. die TherapeutInnen teilen ihren Bildschirm, und die KlientInnen können dann auf dem eigenen Bildschirm die Materialien betrachten. Eine solche Art von Diagnostik ist jedoch bisher mit keinem Material validiert. In der Regel ist eine zweite Kamera nötig, eine Kamera ist dabei auf die Klientin/den Klienten gerichtet und eine auf die Kommunikationshilfe oder das diagnostische Material, sofern dieses auch vor Ort vorhanden ist. Ferner können Emulationen von Kommunikationshilfen verwendet werden, was den Vorteil hat, dass die Hilfen ausprobiert werden können. Vorteilhaft ist es, möglichst viele Materialien zu visualisieren zum Beispiel mit PowerPoint, als Video oder über Fotos.

Für die Durchführung einer telegestützten Diagnostik ist eine Anpassung diagnostischer Materialien notwendig. Geht es zum Beispiel um das Auswählen und Zeigen von Bildern oder Symbolen zu genannten

Begriffen, so können diese noch relativ leicht zur Verfügung gestellt werden. Sollen bestimmte kommunikative Funktionen beobachtet werden, so ist dies nicht immer bzw. nur unter Einbindung des Umfeldes möglich. Eine Alternative bieten hier Videoaufnahmen aus dem Alltag der KlientInnen, anhand derer diagnostische Fragestellungen bearbeitet werden können.

Erfolgt der erste Kontakt zwischen TherapeutInnen und KlientInnen digital, kommt den privaten Bezugspersonen eine besondere Rolle zu, wenn es um Fragen nach der Einschätzung bestimmter kommunikativer Verhaltensweisen geht, da diese dann oft eine informierende und moderierende Funktion einnehmen müssen.

7.2.2 Tele-UK-Interventionen

Bei digital unterstützten UK-Interventionen muss zwischen synchronen und asynchronen Varianten unterschieden werden. Das Vorgehen bei synchronen und direkten Interventionen sollte sich möglichst nah am Vorgehen in der natürlichen Situation orientieren. Dazu können Rituale und Routinen aus dem *analogen Leben* übernommen werden zum Beispiel ein Begrüßungslied, der Ablauf im Morgenkreis oder spielerische Rituale aus dem Alltag. Ferner sind Pausen zu berücksichtigen und auch Bewegungselemente zu integrieren.

Bezüglich der Inhalte gilt es wie im analogen Beratungssetting vor allem solche zu wählen, die von Interesse für die Person sind. Für die Strukturierung sollten die Abläufe der Tele-UK Sitzung über Moderationskarten visualisiert werden, um KlientInnen und Bezugspersonen auf der anderen Seite einen Überblick darüber zu geben, was aktuell im Fokus steht. Häufig ist primäres Ziel von Tele-UK-Sitzungen zunächst der kommunikative Austausch und weniger der Inhalt der Kommunikation. Die TherapeutInnen sollten sich dazu im Vorhinein die Frage stellen, welches Material geeignet ist, um ins Gespräch zu kommen und gemeinsame Aufmerksamkeit herzustellen.

7.3 Hilfreiche Tools

Durch Textverarbeitungsprogramme wie Word, PowerPoint oder andere Alternativen können Dinge visualisiert werden, um sie am Bildschirm zu zeigen. Animierte Bilder, kurze Filme etc. haben oft einen großen Aufforderungscharakter. Daneben kann es sinnvoll sein, einzelne Materialien komplett digital anzubieten, um Interaktionsspiele und Plauderpläne einzusetzen oder Bilderbücher anzuschauen usw.

Weitere Möglichkeiten für die digitale UK-Diagnostik sind beispielsweise die von einigen Verlagen angebotenen *Bilderbuchkinos*, die kostenfrei genutzt werden können. Bilderbuchkinos sind digitalisierte Bilderbücher, anhand derer gemeinsam die Geschichte betrachtet und dazu kommuniziert werden kann.

Padlets bieten die Möglichkeit, im Internet digitale Pinnwände anzulegen. Hier können Materialien für die Bezugspersonen hinterlegt werden wie z. B. Kommunikationstafeln, Beispielvideos oder auch Fachartikel. Zum anderen kann gemeinsam etwas erarbeitet werden wie ein Themenspeicher, eine langfristige Förderplanung oder offene Fragen. Ein großer Vorteil eines Padlets liegt darin, dass unterschiedliche Personen gemeinsam auf einer digitalen Oberfläche Inhalte bearbeiten, betrachten und kommentieren können. So kann es auch den TherapeutInnen möglich sein, vermehrt Situationen aus dem Alltag zu sehen, die in der eigentlichen Tele-UK-Sitzung nicht einsehbar sind (zum Beispiel eine Vorlesesituation, Spielsituationen draußen, Interaktionssituationen mit anderen Personen). Zur Bereitstellung von Videos können gängige Videoplattformen genutzt werden, was i. d. R. als Privatperson kostenlos möglich ist. Wichtig ist dabei, dass Videos privat eingestellt werden und nicht gelistet sind, so dass sie nur über einen privaten Link und nicht über die allgemeine Suche zugänglich sind. Weitere praktische Hinweise zur Umsetzung von Tele-UK finden sich zum Beispiel bei Hellrung (2021).

Letztlich ermöglicht Tele-UK das Einfordern und Unterstützen von UK bei angemessenen Erwartungen, auch wenn die Rahmenbedingungen ein Treffen vor Ort nicht möglich machen. Entsprechend geht es bei Tele-UK nicht um ein ausschließliches Angebot.

> „Teletherapie hat viele positive Aspekte für PatientInnen und TherapeutInnen und ist langfristig sowohl als Ergänzung zur Präsenztherapie, aber auch als alleiniges Format unverzichtbar“ (Bilda et al. 2021, 120).

Die Möglichkeiten von digital gestützter UK-Diagnostik und -Interventionsplanung sollte entsprechend nicht als Entweder-Oder sondern als situationsangemessene Ergänzung gesehen und eingesetzt werden. Tele-UK kann langfristig gesehen eine sinnvolle und gute Ergänzung zu analoger UK-Arbeit darstellen, auch wenn noch umfangreiche Entwicklungs- und Erfahrungsarbeit in diesem Bereich notwendig ist.

Anhang: Glossar

Materialien zur Diagnostik und Interventionsplanung

Das Glossar stellt unterschiedliche Materialien zur Diagnostik und Interventionsplanung dar. Auch wenn beide Aspekte in der UK grundsätzlich miteinander verbunden sind, besitzen viele Materialien einen Schwerpunkt. Dieser liegt entweder im Bereich der Diagnostik (D), der Interventionsplanung (IP) oder der Fokus liegt gleichermaßen auf beiden Elementen (DIP).

Die Reihenfolge und die Auswahl der Instrumente stellen an dieser Stelle keine Wertung dar. Ferner bildet das Glossar einen aktuellen Stand ab, der sich durch die (Weiter-)Entwicklung der Materialien im und aus dem Feld der UK verändern kann.

Das Glossar ist durch drei Merkmale strukturiert, die eine Einschätzung bzgl. möglicher Einsatzzwecke ermöglichen sollen. Für den konkreten Einsatz in der Praxis ist selbstverständlich eine jeweils intensive Einarbeitung in die Modelle notwendig. (Abb. 25)

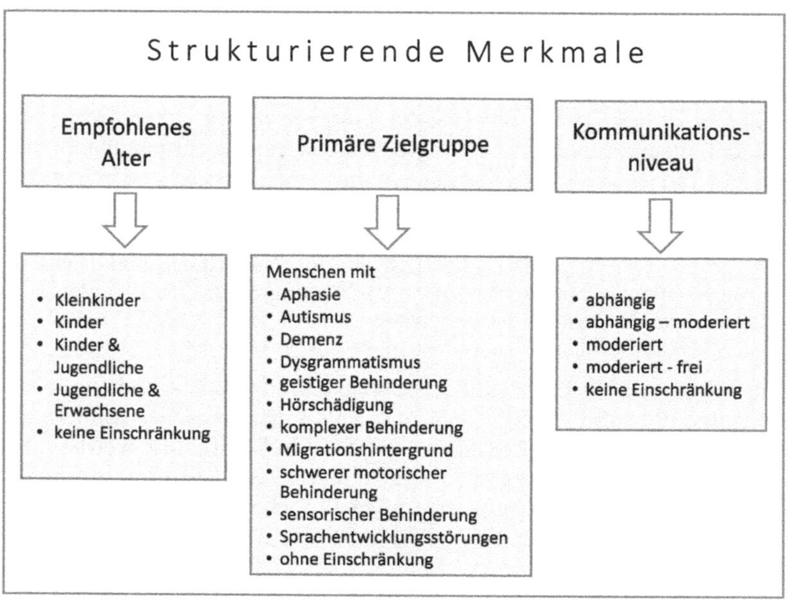

Abb. 25: Strukturierende Merkmale des Glossars

Aachener Aphasie Test (AAT)

Erstveröffentlichung 1983, Huber et al. 1983

Altersgruppe: keine Einschränkung
Zielgruppe: Menschen mit Aphasie
Kommunikationsniveau: moderiert – frei

AAT ist ein speziell für die deutsche Sprache entwickeltes Verfahren zur Diagnose von Aphasien infolge erworbener Hirnschädigungen. Der Test lässt eine verlässliche Beurteilung der Spontansprache auf sechs neurolinguistisch definierten Ebenen zu. Geprüft werden sprachliche Störungen beim Nachsprechen, beim Lesen und Schreiben, beim Benennen und im Sprachverständnis hinsichtlich verschiedener sprachlicher Einheiten. Ein weiterer Bestandteil des AAT ist der Token-Test, der zusätzliche Informationen zur Abgrenzung gegenüber nicht-aphasischen Störungen und zur Bewertung des Schweregrads der Aphasie gibt.

Der Test eignet sich sowohl für eine einmalige Diagnose und Beschreibung aphasischer Syndrome als auch zur wiederholten Anwendung zur kontrollierten Beobachtung des Krankheitsverlaufs und des Einflusses von Sprachtherapie.

ABC-Modell

Erstveröffentlichung 2018, Sachse/Bernasconi 2020

Altersgruppe: keine Einschränkung
Zielgruppe: keine Einschränkung
Kommunikationsniveau: keine Einschränkung

Es handelt sich um ein Programm zur systematischen UK-Interventionsplanung. Das ABC-Modell beschreibt zum einen die Schritte bei der Formulierung und Evaluation der individuellen Interventionsziele. Zum anderen wird durch die Assoziation zum ABC daran erinnert, dass zu umfassenden UK-Interventionen immer auch ein Fokus auf schriftsprachliche Fähigkeiten gehört, auch wenn es zunächst nur als Fernziel erscheinen mag.

Aktiver Wortschatztest für 3–5-jährige Kinder –Revision (AWST-R)

Erstveröffentlichung 2005, Kiese-Himmel 2005

Altersgruppe: Kinder, 3–5 Jahre
Zielgruppe: Kinder mit Sprachentwicklungsstörungen, Kinder mit Migrationshintergrund
Kommunikationsniveau: moderiert – frei

Der AWST-R ist ein objektives, reliables und valides Instrument in der diagnostischen/differenzialdiagnostischen Abklärung von umschriebenen Entwicklungsstörungen der Sprache hinsichtlich der Dimension expressiver Wortschatz. Als Bildvorlagen dienen zeitgemäße fotografische Darstellungen von insgesamt 51 Substantiven und 24 Verben. Die quantitative Auswertung zur Beurteilung des expressiven Wortschatzumfangs wurde um eine qualitative Auswertung erweitert, um auch Wissensbestände zu prüfen (z. B. Wortbedeutungswissen).

Augmentative and Alternative Communication Profile (AACP)

Erstveröffentlichung 2009, Kovach 2009

Altersgruppe: keine Einschränkung
Zielgruppe: keine Einschränkung
Kommunikationsniveau: moderiert – frei

Das AACP ist ein Test, der die kommunikative Kompetenz von Kindern misst und auf der Grundlage des Testergebnisses passende Interventionen anbietet. Mit dem Profil können bereits gut ausgebildete Bereiche und solche, in denen Unterstützung hilfreich ist, identifiziert und übergreifende Ziele definiert werden. Es sind vier Subtests enthalten: Operational Area of Learning, Linguistic Area of Learning, Social Area of Learning und Strategic Area of Learning.

Basale Kommunikation

Erstveröffentlichung 1980, Mall 2001

Altersgruppe: keine Einschränkung
Zielgruppe: Menschen mit komplexer Behinderung
Kommunikationsniveau: abhängig

Die Basale Kommunikation wurde vor allem durch den psychosomatischen Therapieansatz der Funktionellen Entspannung nach Marianne Fuchs angeregt und von Winfried Mall entwickelt. Zentral ist die Nutzung der vielfältigen körperlichen Verhaltensweisen (insbesondere des Atemrhythmus) der betreffenden Person zur Kommunikation.

Basale Stimulation

Erstveröffentlichung 1974, Fröhlich 2015

Altersgruppe: keine Einschränkung
Zielgruppe: Menschen mit komplexer Behinderung
Kommunikationsniveau: abhängig

Das Konzept der Basalen Stimulation dient der ganzheitlichen, körperbezogenen, kommunikativen Förderung von wahrnehmungsbeeinträchtigten Menschen. Die Begegnungen werden dabei individuell gestaltet, um jede Person auf ihrer Entwicklungsebene abzuholen und sie in ihrer Wahrnehmung, Bewegung und Kommunikation zu begleiten. Ferner geht es darum, Fähigkeiten zu entdecken und zu erhalten, zu fördern und weiter zu entwickeln.

Beobachtungsbogen zu kommunikativen Fähigkeiten – Revision (BKF-R)

Erstveröffentlichung 2005, Übersetzung 2019, Scholz et al 2019a, Scholz et al 2019b

Altersgruppe: keine Einschränkung
Zielgruppe: keine Einschränkung
Kommunikationsniveau: keine Einschränkung

Der BKF-R ist ein diagnostisches Verfahren zur Einschätzung kommunikativer bzw. kommunikationsrelevanter Kompetenzen von Kindern, Jugendlichen und Erwachsenen.

Ziel ist es, die Gemeinsamkeiten und Unterschiede in der Einschätzung verschiedener Bezugspersonen sichtbar zu machen und sie für die Kommunikationsförderung zu nutzen.

Der BKF-R besteht aus einem Fragebogen, einem Handbuch und einer computergestützten Auswertung.

COCP-Programm

Erstveröffentlichung 1996, Heim et al. 2010

Altersgruppe: keine Einschränkung
Zielgruppe: keine Einschränkung
Kommunikationsniveau: keine Einschränkung

Das COCP-Programm ist ein Interventionsprogramm in vier Phasen, in denen zunächst Hintergrundinformationen gesammelt werden und eine

Analyse der Ausgangssituation vorgenommen wird. Darauf aufbauend wird ein Vorschlag eines Kommunikationssystems auf Grundlage von Beobachtungen und Interaktionsanalysen erstellt. Anschließend erfolgt die Entwicklung einer Zielsetzung und eines Interventionsplans. Nach der Durchführung der Intervention schließt sich eine Evaluationsphase an.

Diagnostiktest zur Abklärung des Symbol- und Sprachverständnisses in der Unterstützten Kommunikation (TASP)

Erstveröffentlichung 2003, Bruno/Hansen 2009

Altersgruppe: keine Einschränkung
Zielgruppe: keine Einschränkung
Kommunikationsniveau: moderiert – frei

Der TASP ist ein Diagnostiktest zur Abklärung des Sprach- und Symbolverständnisses, um das geeignete Kommunikationssystem für die Person zu finden, bzw. ein bestehendes Kommunikationssystem anzupassen oder zu optimieren. Der Diagnostiktest ermittelt, welche Symbolgröße und Anzahl gut geeignet sind und welches Kategorien- und Grammatikverständnis vorliegt.

Im TASP gibt es Untertests zu Symbolgröße und Symbolanzahl, zu grammatikalischen Fähigkeiten, zum Kategorienverständnis, zum Syntaxverständnis und der Anwendung des Satzbaus.

Diagnostische Beobachtungsskala für autistische Störungen 2 (ADOS-2)

Erstveröffentlichung 2012, Lord et al 2015

Altersgruppe: keine Einschränkung
Zielgruppe: Menschen im Autismus-Spektrum
Kommunikationsniveau: keine Einschränkung

Das Verfahren wird eingesetzt, um Kommunikation, soziale Interaktion und Spielverhalten von Menschen zu erfassen, bei denen eine Autismus-Spektrum-Störung (ASS) vermutet wird. Es existieren vier unabhängige Module:

- **Kleinkind- Modul:** für Kleinkinder im Alter von 12 bis 30 Monaten, die nicht durchgängig Sätze benutzen
- **Modul 1:** für Kinder ab einem Alter von 31 Monaten, die nicht durchgehend Sätze benutzen

- **Modul 2:** für Kinder in jedem Alter, die durchgehend Sätze benutzen, aber noch nicht fließend sprechen
- **Modul 3:** für Kinder und junge Jugendliche, die fließend sprechen
- **Modul 4:** für fließend sprechende ältere Jugendliche und Erwachsene

DiaKomm – Diagnostik und Kommunikationsförderung
Erstveröffentlichung 2017, Schreiber/Sevenig 2017)

Altersgruppe: keine Einschränkung
Zielgruppe: keine Einschränkung
Kommunikationsniveau: abhängig – moderiert

DiaKomm ist ein Instrument zur Einschätzung und Förderung der kommunikativen Fähigkeiten von Kindern, Jugendlichen und Erwachsenen auf frühen Stufen der Kommunikation. Das Material enthält neben einer differenzierten Beschreibung der Zielgruppe und der Kommunikationsentwicklung eine konkrete Handlungsanleitung sowie Erhebungs-, Auswertungs- und Dokumentationsbögen.

Elternfragebögen für die Früherkennung von Risikokindern (ELFRA)
Erstveröffentlichung 2006, Grimm et al 2019

Altersgruppe: Kleinkinder, 12 und 24 Monate
Zielgruppe: Kinder mit geistiger Behinderung, Kinder im Autismus-Spektrum, Kinder mit sensorischen Beeinträchtigungen
Kommunikationsniveau: abhängig – moderiert

Bei den Elternfragebögen handelt es sich um Screeninginstrumente, die es ermöglichen sollen, bereits früh Sprachentwicklungsstörungen zu identifizieren. Für die kinderärztliche Praxis liegen Kurzformen vor, die in einfacher und schneller Weise eine prognostisch valide Sprachentwicklungsdiagnosen erlauben.

Entwicklungsproximale Sprachtherapie
Erstveröffentlichung 1983, Dannenbauer 1984

Altersgruppe: Kinder, 2–14 Jahre
Zielgruppe: Kinder und Jugendliche mit Dysgrammatismus
Kommunikationsniveau: abhängig – moderiert

Kernstück der Entwicklungsproximalen Sprachtherapie ist die Vermittlung entwicklungsangemessener Sprachstrukturen über systematisch herbeigeführte Modellierungs- und Imitationssequenzen. Damit sollen Lehr- und Lernbedingungen geschaffen werden, die es dem Kind ermöglichen, auf der Grundlage seiner Voraussetzungen, Lernbedürfnisse und Intentionen sein Sprachsystem eigenaktiv auszubauen.

Eyegaze Analyse Tool (EAT)

Erstveröffentlichung 2014, Rehavista 2014a

Altersgruppe: keine Einschränkung
Zielgruppe: Menschen mit schwerer motorischer Beeinträchtigung
Kommunikationsniveau: keine Einschränkung

Das EAT dokumentiert Blickverhalten bei Personen die mittels Augensteuerung kommunizieren, um z.B. Augensteuerungen (neu) zu kalibrieren.

Das EAT dokumentiert auf einfachen, übersichtlich gestalteten Bögen erste Erfahrungen der Personen mit der Bedienung einer Kommunikationshilfe mittels Blickverfolgung (Eyetracking) und ermöglicht daraus die Ableitung erster Verlaufshypothesen. Auf dieser Grundlage können dann weitere Förderideen entwickelt werden.

Förderdiagnostik mit schwerstbehinderten Kindern

Erstveröffentlichung 1983, Fröhlich/Haupt 2004

Altersgruppe: Kinder, 2–14 Jahre
Zielgruppe: Kinder und Jugendliche mit komplexer Behinderung
Kommunikationsniveau: abhängig

Die Förderdiagnostik besteht aus einem Manual und Beobachtungshilfen, die es ermöglichen, für Personen ihre individuell vorhandenen, sich entwickelnden Kompetenzen aufzuspüren und daraus zusammen mit den Eltern oder den wichtigsten Bezugspersonen eine Förderplanung zu entwickeln. Es geht darum, Kinder zu verstehen, ihre Kommunikationszeichen ernst zu nehmen und ihnen individuell passende Angebote zu machen.

FOKUSwörter
Erstveröffentlichung 2008, van Tatenhove 2008b, Sachse/Willke 2011

Altersgruppe: keine Einschränkung
Zielgruppe: keine Einschränkung
Kommunikationsniveau: abhängig – moderiert

Das Konzept der Fokuswörter umfasst einen Zielwortschatz von 100 sog. Fokuswörtern. Diese bestehen vorrangig aus Kernvokabular (70). Individuell zu ergänzen ist ein Randvokabular (Vorschlag: 30 Inhaltswörter), das sich an den Interessen und den Lebensbedingungen der u. k. Person orientiert. Im Rahmen der UK-Interventionen rücken nach und nach jeweils 5–6 Wörter aus dem Zielwortschatz in den ‚Fokus', d. h. dass diese Fokuswörter über einen bestimmten Zeitraum verstärkt von den Bezugspersonen in der jeweiligen Zielkommunikationsform mitgenutzt werden. Dabei werden aufbauend unterschiedliche Kommunikationsfunktionen eingebunden.

Gaze Viewer
Erstveröffentlichung 2017, TobiiDynavox 2020

Altersgruppe: keine Einschränkung
Zielgruppe: Menschen mit schwerer motorischer Beeinträchtigung
Kommunikationsniveau: keine Einschränkung

Gaze Viewer ist eine Blick-Analyse-Software, mit der der Blickverlauf einer Person auf einem Computerbildschirm qualitativ mittels Heatmaps oder Blickverlaufspfaden dargestellt wird. Dadurch kann eine Rückmeldung gegeben werden, wo die Person zu welchem Zeitpunkt hingeschaut hat.

Der Gaze Viewer zeichnet Eyetracking-Daten in unterschiedlichen Anwendungen in Echtzeit auf, z. B. beim Internetsurfen, E-Books Lesen, Spiele Spielen usw. Die Daten lassen sich als Wärmebilder und Blickdatendarstellung in Form von Einzelbildern oder Filmen speichern, um die körperlichen Fähigkeiten und das kognitive Verständnis einer Person besser einzuschätzen.

Goals Grid – Förderziele in der unterstützten Kommunikation
Erstveröffentlichung 2016, TobiiDynavox, Clarke 2018

Altersgruppe: keine Einschränkung
Zielgruppe: keine Einschränkung
Kommunikationsniveau: keine Einschränkung

Das Goals Grid ist primär eine Checkliste zur Erfassung der Fähigkeiten des Nutzers orientiert an dem Modell der Kommunikativen Kompetenz und dem Kontinuum kommunikativer Unabhängigkeit, Es können sowohl der kommunikative Ist-Stand dokumentiert werden, als auch nächste Schritte im Rahmen der Interventionsplanung avisiert werden.

Handreichung UK-Diagnostik
Erstveröffentlichung 2007, Boenisch/Sachse 2007

Altersgruppe: keine Einschränkung
Zielgruppe: keine Einschränkung
Kommunikationsniveau: keine Einschränkung

Die Handreichung zur Diagnostik und Beratung in der UK ist ein diagnostisches Instrumentarium, mit dem Beratung, Diagnostik und Interventionsplanung umgesetzt und verbunden werden können. Es sind insgesamt sieben diagnostische Bereiche enthalten (aktuelle Kommunikationsfähigkeiten, Stufen des kommunikativen Verhaltens, kognitive Fähigkeiten und Sprachverständnis, sensorische Aspekte, grob- und feinmotorische Fähigkeiten, emotionale und psychosoziale Aspekte, Umfeld). Die Beobachtungsbögen enthalten detaillierte Ausfüllhinweise, praktische Beispiele sowie Interventionsideen.

Intensive Interaction
Erstveröffentlichung 1975, Grans-Wermers et al. 2021, Hewett 2012

Altersgruppe: keine Einschränkung
Zielgruppe: vorwiegend Menschen mit komplexer Behinderung, Menschen im Autismus-Spektrum
Kommunikationsniveau: vorwiegend abhängig

Intensive Interaction versteht sich als Prozess, der soziale Kommunikation und Interaktion ermöglichen kann und dabei basale Fundamente der Kommunikation vermittelt. Es handelt sich dabei weniger um ein diagnostisches Material im engeren Sinne, als vielmehr um einen Ansatz, der Menschen auf frühem kommunikativem Entwicklungsstand helfen kann, Nähe und gemeinsame Zeit mit anderen Menschen zu teilen und zu genießen, Spaß an der Gemeinsamkeit zu haben und so ein Verständnis von Interaktion und Kommunikation kennen zu lernen.

Kommunikation einschätzen und unterstützen

Erstveröffentlichung 2009, Leber 2009a, 2009b

Altersgruppe: keine Einschränkung
Zielgruppe: Menschen auf frühen kommunikativen Entwicklungsstufen bis zur symbolbasierten Kommunikation
Kommunikationsniveau: keine Einschränkung

Das Material besteht aus einem Manual und einem Diagnosebogen sowie einem umfangreichen, mit zahlreichen Beispielen versehenen Poster, welches entwicklungs-typisches Kommunikationsverhalten, förderdiagnostische Fragenstellungen und konkrete Anregungen für die Förderungen verknüpft. Das Material orientiert sich an den Stufen der kommunikativen Entwicklung nach Kane (1992) und zeichnet sich durch eine hohe Anwendungsorientierung aus.

Kommunikationsmatrix

Erstveröffentlichung 1990, Rowland 2004

Altersgruppe: Kinder, 2–14 Jahre
Zielgruppe: Menschen mit komplexer Behinderung
Kommunikationsniveau: abhängig

Die Kommunikationsmatrix beinhaltet vier Matrizen, welche die Hauptgründe für Kommunikation mit jeweils sieben Kompetenzstufen beschreiben.

Die Kompetenzstufen unterscheiden sich hinsichtlich der für die Kommunikation genutzten Verhaltensweisen. Dabei ist das Spektrum von vorintentionalen Verhaltensweisen bis hin zum Gebrauch von Äußerungen, die zwei und drei Symbole umfassen, berücksichtigt.

Kommunikationsprofil – Ein Beratungs- und Diagnosebogen
Erstveröffentlichung 2004, Kristen 2010a

Altersgruppe: keine Einschränkung
Zielgruppe: keine Einschränkung
Kommunikationsniveau: keine Einschränkung

Das Kommunikationsprofil ist ein Diagnostikverfahren, zur Erhebung des aktuellen Standes der kommunikativen Kompetenz. Es besteht aus Beratungs- und Diagnostikbögen mit großem Interessens-, Alltags- und Kompetenzbezug, welche eine Kombination aus kommunikativen Funktionen und Formen enthalten. Das Material kann gut als Grundlage für ein (Beratungs-)Gespräch genutzt werden und dient v. a. der ersten Einschätzung einer Person.

Kontinuum kommunikativer Unabhängigkeit
Erstveröffentlichung 2002, Dowden/Cook 2002

Altersgruppe: keine Einschränkung
Zielgruppe: keine Einschränkung
Kommunikationsniveau: keine Einschränkung

Das Kontinuum kommunikativer Unabhängigkeit (Fähigkeitskontinuum) ist ein Raster zur diagnostischen Einschätzung von Personen auf unterschiedlichen Kommunikationsniveaus. Dabei wird eine Skala genutzt, welche von abhängiger Kommunikation über moderierte Kommunikation bis hin zu freier Kommunikation reicht. Neben der diagnostischen Einschätzung werden Hinweise für mögliche Förderziele gegeben.

Konzeptioneller Einbezug von Methoden der Unterstützten Kommunikation in die Sprachtherapie (KEMUKS)
Erstveröffentlichung 2017, Lüke/Vock 2019

Altersgruppe: keine Einschränkung
Zielgruppe: keine Einschränkung
Kommunikationsniveau: keine Einschränkung

KEMUKS bezieht gezielt und konzeptionell Methoden der UK in die Sprachtherapie ein. Dabei geht es darum, eine umfassende Erweiterung kommunikativer Fähigkeiten von Menschen mit stark eingeschränkten Ausdrucksmöglichkeiten zu unterstützen.

Das Verfahren gliedert sich in fünf Stufen:

1. Standortbestimmung (Anamnese, Erfassung aktueller Kommunikationsformen, sprachtherapeutische Diagnostik)
2. Interventionsmöglichkeiten finden (Methoden- und Materialauswahl, Formulierung von Zielsetzungen, Einbezug der Bezugspersonen)
3. Interventionsmöglichkeiten erproben, evaluieren, anpassen
4. Inhalte festlegen und umfassende Einführung (Vokabularauswahl, therapeutisches Vorgehen, Evaluation)
5. Etablierung und Erweiterung des Kommunikationssystems

Kooperatives Partizipationsmodell (K-PM)
Erstveröffentlichung 2017, Lage/Knobel Furrer 2017

Altersgruppe: keine Einschränkung
Zielgruppe: keine Einschränkung
Kommunikationsniveau: keine Einschränkung

Das Kooperative Partizipationsmodell ist eine Weiterentwicklung des Partizipationsmodell, bei dem v.a. die u.k. Person in der Interventions- und Teilhabeplanung eingebunden werden soll. Neben grundsätzlichen diagnostischen Aspekten geht im K-PM nicht um die Frage, ob die Person sich beteiligen kann, sondern in welcher Form dies individuell möglich ist und umgesetzt werden kann.

Logopädischer Anamnese- und Befundbogen für Unterstützte Kommunikation
Erstveröffentlichung 2011, Nonn 2011a

Altersgruppe: keine Einschränkung
Zielgruppe: keine Einschränkung
Kommunikationsniveau: keine Einschränkung

Das Material stellt im Schwerpunkt einen strukturierten Anamnese- und Befundbogen dar, welcher v.a. bei einer Erstvorstellung einer u.k. Person oder einer Person, für die UK in Betracht kommt, genutzt werden kann. Dabei besteht ein enger Bezug zur Diagnostik im Bereich der Logopädie.

LookToLearn
Erstveröffentlichung 2014, Smartbox Assistive Technology 2020

Altersgruppe: keine Einschränkung
Zielgruppe: Menschen mit komplexer Behinderung, schwerer motorischer Behinderung
Kommunikationsniveau: abhängig

LookToLearn ist eine Software für Personen, die erste Erfahrungen mit der Augensteuerungs-Technologie machen und beginnen darüber zu kommunizieren.

Die Software bietet 40 Aktivitäten an, mit denen in spielerischer Weise die Zugriffs- und Auswahlfähigkeiten der Augensteuerung nutzenden Person verbessert werden können. Jede Aktivität fördert eine andere Fähigkeit, von Ursache und Wirkung bis zur genauen Kontrolle des Blicks. Die Software enthält Instrumente sowohl für diagnostische Einschätzungen als auch für Evaluationen.

MEville to WEville: Early Literacy and Communication (Supplemental Curriculum)
Erstveröffentlichung 2004, Erickson et al 2005

Altersgruppe: Kinder und Jugendliche, 6–18 Jahre
Zielgruppe: Menschen mit geistiger Behinderung
Kommunikationsniveau: abhängig – moderiert

MEville to WEville ist ein praxisnahes Programm zum Aufbau von Literacykompetenzen für SchülerInnen mit Behinderungen. Dabei geht es darum, Lese- und Schreibfertigkeiten zu erlernen und sich selbst als Leser und Produzent von Schrift zu erfahren. Dabei steht die aktive und produktive Auseinandersetzung im Vordergrund. Durch die Anwendung allgemeiner Lesestrategien, wie z.B. das Erkennen des Hauptgedankens, das Herstellen von Zusammenhängen, das Identifizieren und Lesen zu einem bestimmten Zweck soll ein Verständnis für das Lesen aufgebaut werden.

Partizipationsmodell
Erstveröffentlichung 1998, Beukelman/Mirenda 2013b

Altersgruppe: keine Einschränkung
Zielgruppe: keine Einschränkung
Kommunikationsniveau: keine Einschränkung

Das Partizipationsmodell ist ein prozessorientiertes Verfahren, das eine systematische Feststellung, wie eine u.k. Person an den Alltagsaktivitäten und Tätigkeiten der verschiedenen Lebensbereiche teilnimmt, ermöglicht. Dabei steht der Vergleich zu gleichaltrigen sprechenden Personen im Mittelpunkt. Nach der diagnostischen Phase schließt sich die Erstellung von Interventionen an, mit denen die bedeutungsvolle Teilnahme an den Aktivitäten und Tätigkeiten des täglichen Lebens ermöglicht werden soll. Eine Evaluation der Maßnahmen bildet den Abschluss des Verfahrens.

Patholinguistische Diagnostik bei Sprachentwicklungsstörungen (PDSS)
Erstveröffentlichung 2002, Kauschke/Siegmüller 2002, 2010

Altersgruppe: Kinder, 2–14 Jahre
Zielgruppe: Menschen mit Sprachentwicklungsstörungen
Kommunikationsniveau: moderiert – frei

Mit der PDSS kann anhand von 23 rezeptiven und produktiven Untertests plus spontanen Sprachanalysen aus den Bereichen Phonetik, Lexikon/Semantik und Grammatik sowie 212 Aquarellzeichnungen ein valides und reliables Sprachentwicklungsprofil erstellt werden.

Die Auswertung kann manuell, aber auch am PC durchgeführt werden. Automatisch erfolgen dann die quantitativ-standardisierte Auswertung sowie die T-Wert-Berechnung anhand des chronologischen Alters.

Zusammenfassend mit den qualitativ-deskriptiven Ergebnissen kann der Sprachentwicklungsstand detailliert in einem Übersichtsprofil dargestellt werden.

Pathways
Erstveröffentlichung 2018, TobiiDynavox 2020

Altersgruppe: keine Einschränkung
Zielgruppe: keine Einschränkung
Kommunikationsniveau: keine Einschränkung

Pathways ist ein E-Learning-Tool mit dem Schritt für Schritt der bestmögliche Einsatz einer Kommunikationshilfe angeleitet und begleitet werden kann. Dabei werden individuelle Kommunikationsfähigkeiten der u.k. Person berücksichtigt. Das Material enthält neben einer strukturierten Begleitung der Diagnostik auch Förder- und Interventionsvorschläge.

Picture Exchange Communication System (PECS)

Erstveröffentlichung 1985, Bondy/Frost 1998

Altersgruppe: Kinder, 2–14 Jahre
Zielgruppe: keine Einschränkung
Kommunikationsniveau: abhängig – moderiert

PECS ist ein kombiniertes Diagnostik- und Interventionsprogramm mit dem Ziel der Verbesserung der Verständigung und Kommunikation. Es besteht aus sechs Phasen und setzt im Kern darauf, KommunikationspartnerInnen ein einzelnes Bild oder ein Symbol für einen gewünschten Gegenstand oder eine Aktion zu übergeben. Das System lehrt dann die Unterscheidung von Bildern und wie man diese zu Sätzen zusammenfügt. In den fortgeschrittenen Phasen wird gelernt, Attribute zu verwenden, Fragen zu beantworten und Kommentare abzugeben. Das primäre Ziel von PECS ist es, funktionale Kommunikation anzuleiten und zu ermöglichen.

PlanBe – Planen und Bewerten von UK-Interventionen

Erstveröffentlichung 2014, Rehavista 2014b

Altersgruppe: keine Einschränkung
Zielgruppe: Menschen mit erworbenen sowie mit angeborenen Sprach- und Sprechstörungen
Kommunikationsniveau: moderiert – frei

Planen und Bewerten von Kommunikationssituationen (PlanBe) dient zur interdisziplinären Dokumentation und Strukturierung von UK-Interventionen bei Das Material besteht aus vier Phasen:

- Schritt 1: Dokumentation des Tagesablaufes der Klientin/des Klienten (optional: Modul 2: symbolbasierte KlientInnenbefragung zu individuellen Interessen)
- Schritt 2: Bewertung der Kommunikationssituationen, Aktivitäten, Bedürfnisse und Interessen

- Schritt 3: Evaluation der vorhandenen Kommunikationsformen
- Schritt 4: Formulierung der Ziele und anschließende Überprüfung der Zielerreichung

Pragmatisches Profil: Analyse kommunikativer Fähigkeiten von Kindern
Erstveröffentlichung 2009, Dohmen et al 2009

Altersgruppe: Kinder, 2–10 Jahre
Zielgruppe: keine Einschränkung
Kommunikationsniveau: moderiert – frei

Im pragmatischen Profil steht die Analyse pragmatisch-kommunikativer Fähigkeiten im Mittelpunkt. Diese werden ökonomisch in Form eines strukturierten Interviews erfasst und bilden die Bandbreite kommunikativer Fähigkeiten in variierenden Alltagssituationen von Kindern ab. Die Auswertung ermöglicht dann eine Einschätzung des Entwicklungsstandes und bietet aufgrund der Analyseergebnisse Hinweise für therapeutische Ansatzpunkte und eine gezielte Interventionsplanung.

Road-Maps
Erstveröffentlichung 2013, Dowden 2013, 2014, 2018

Altersgruppe: keine Einschränkung
Zielgruppe: keine Einschränkung
Kommunikationsniveau: keine Einschränkung

Die Road Maps sind unterschiedliche, an den kommunikativen Entwicklungsstufen des Fähigkeitskontinuums orientierte Verfahren für die UK- Diagnostik mit Vorschlägen für Intervention und Evaluation. Es existieren drei Versionen:

- Road Map 1: Fahrplan für aufstrebende Kommunizierende (2013)
- Road Map 2: Fahrplan für kontextabhängig Kommunizierende (2014)
- Road Map 3: Fahrplan für unabhängig Kommunizierende (2016)

Neben der diagnostischen Einschätzung werden auch Interventionsstrategien beschrieben und zugeordnet, z. B. das Identifizieren potentieller kommunikativer Handlungen, ein PartnerInnen-Training, das Modeln von einfacher und fortgeschrittenerer Kommunikation sowie das Einbinden von Literacy-Angeboten.

Schau Hin – Vorsymbolische Kommunikationssignale und motivierende Elemente finden
Erstveröffentlichung 2014, Rehavista 2014c

Altersgruppe: keine Einschränkung
Zielgruppe: Menschen mit komplexer Behinderung
Kommunikationsniveau: abhängig

Schau Hin erfasst und dokumentiert systematisch erste Kommunikationssignale und individuell bedeutsame oder motivierende Elemente im Alltag bzw. in strukturierten Situationen. Das Verfahren umfasst insgesamt vier Schritte:

1. Erfassung von strukturierter Reaktion/Interaktion der Personen auf sensorische Angebote
2. Zusammenfassung hinsichtlich positiver, negativer und uneindeutiger Reaktionsinterpretationen
3. Überprüfung der Reaktionen auf ihre Konsistenz
4. Dokumentation von motivierenden und nichtmotivierenden Elementen und deren Kommunikationssignalen

Soziale Netzwerke
Erstveröffentlichung 2003, Blackstone/Hunt Berg 2006

Altersgruppe: keine Einschränkung
Zielgruppe: keine Einschränkung
Kommunikationsniveau: keine Einschränkung

Die sozialen Netzwerke sind ein Instrument, mit dem die Interaktionen von u. k. Personen und der Einfluss der jeweiligen PartnerInnen auf die Kommunikation beurteilt werden kann. Das Material bezieht die betroffene Person, ihre Eltern, Familie und Freunde mit in die Interventionsplanung ein, um die Lebensqualität und die Partizipation an täglichen Aktivitäten durch gelingende Interaktion auf Grundlage veränderter Verhaltensweisen und neuer kommunikativer Möglichkeiten zu verbessern.

Sprachentwicklungstests (SETK 2 und SETK 3–5)
Erstveröffentlichung 2010, Grimm et al 2010a, Grimm et al 2010b

Altersgruppe: Kinder
Zielgruppe: keine Einschränkung
Kommunikationsniveau: moderiert

Die SETKs erfassen in unterschiedlichen Untertests, die sich für bis zweijährige Kinder und für Kinder zwischen drei und fünf Jahren unterscheiden, rezeptive und in der Folge auch produktive Sprachverarbeitungsfähigkeiten sowie auditive Gedächtnisleistungen. Mit dem SETK 3–5 ist es zudem möglich, im kritischen Altersbereich zwischen drei und fünf Jahren valide und reliabel das erreichte Sprachentwicklungsniveau festzustellen und in einen kausalen Erklärungszusammenhang mit auditiven Gedächtnisleistungen zu bringen.

Sprachstandserhebungstest (SET 5–10)
Erstveröffentlichung 2010, Petermann 2018

Altersgruppe: Kinder, 5–10 Jahre
Zielgruppe: keine Einschränkung
Kommunikationsniveau: moderiert – frei

Der SET 5–10 stellt ein praxisrelevantes und ökonomisches Verfahren für KinderpsychologInnen, PädagogInnen und SprachtherapeutInnen dar. Er nimmt eine an den Entwicklungsstand angepasste, umfassende Beurteilung des Sprachstands vor.

Der Test besteht aus zehn Untertests, die die Bereiche Wortschatz, semantische Relationen, Verarbeitungsgeschwindigkeit, Sprachverständnis, Sprachproduktion, Grammatik/Morphologie und die auditive Merkfähigkeit überprüfen.

Sprachtherapie nach Zollinger
Erstveröffentlichung 1995, Zollinger 1995

Altersgruppe: Kinder, 3–6 Jahre
Zielgruppe: keine Einschränkung
Kommunikationsniveau: abhängig – moderiert

Die Sprachtherapie nach Zollinger ist ein ganzheitlicher Therapieansatz, der auch andere Entwicklungsbereiche einbezieht, wie z. B. die

Spielentwicklung. Das Kind in seiner Erlebniswelt steht im Mittelpunkt der Therapie. Es wird darin unterstützt, (Spiel-)Gegenstände zu entdecken und zu erforschen und darüber mit seiner Umwelt in Beziehung zu treten. Dabei wird es angeregt, seine Erfahrungen mitzuteilen und so die Funktion der Sprache zu entdecken.

Test zur Überprüfung des Grammatikverständnisses (TROG-D)
Erstveröffentlichung 2006, Fox-Boyer 2020

Altersgruppe: keine Einschränkung
Zielgruppe: Menschen mit Dysgrammatismus, Aphasie, Hörschädigung
Kommunikationsniveau: moderiert – frei

Das Diagnostikverfahren wurde für Kinder im Alter von 3;0–10;11 standardisiert, kann aber auch in der Diagnostik von Erwachsenen, bei denen z.B. eine Aphasie oder eine Hörstörung vorliegt, zum Einsatz kommen. Der Test untersucht das Verständnis für die grammatischen Strukturen des Deutschen, die durch Flexion, Funktionswörter und Satzstellung markiert werden. Das Verständnis der morphologisch-syntaktischen Strukturen kann ergänzend qualitativ und quantitativ untersucht und eingeschätzt werden.

Tipp mal – Sprachverständnis-Diagnostik
Erstveröffentlichung 2016, Leber/Vollert 2020

Altersgruppe: Kinder, 2–6 Jahre
Zielgruppe: keine Einschränkung
Kommunikationsniveau: abhängig – moderiert

TippMal ist ein App-gestütztes Diagnostikmaterial, welches eine qualitative Sprachverständnisüberprüfung ermöglicht. Dabei werden durch ca. 70 Fragen semantische und syntaktische Fähigkeiten von einfachen Substantiven über Pluralfunktionen bis hin zu Konjugationen, vom situationsunabhängigen Verstehen von Wörtern über Satzstellung bis hin zum satzübergreifenden Sprachverstehen überprüft.

Treatment and Education of Autistic and Related Communication Handicapped Children (TEACCH)
Erstveröffentlichung 1971, University of North Carolina at Chapel Hill, Mesibov et al 2004, Häußler 2012

Altersgruppe: keine Einschränkung
Zielgruppe: Menschen im Autismus-Spektrum
Kommunikationsniveau: abhängig – moderiert

TEACCH würde ursprünglich als Ansatz zur Förderung von Menschen im Autismus-Spektrum entwickelt, ist aber prinzipiell für alle Menschen mit erhöhtem Bedarf an Strukturierung im Alltag einsetzbar. Im TEACCH-Ansatz werden kognitiven Fähigkeiten und besonderen Schwierigkeiten in der Informationsverarbeitung berücksichtigt, die Einfluss auf das Verhalten und Lernen haben können. Kernaspekte beim sog. Structured Teaching sind die Strukturierung der Umwelt sowie die visuelle Verdeutlichung dieser Struktur mittels grafischer Zeichen.

Triple-C: Checkliste der kommunikativen Kompetenzen
Erstveröffentlichung 2005, Bloomberg et al 2009

Altersgruppe: Jugendliche und Erwachsene
Zielgruppe: keine Einschränkung
Kommunikationsniveau: abhängig – moderiert

Die Triple-C ist ein Beobachtungsbogen, in dem die kommunikativen Kompetenzen von Jugendlichen und Erwachsenen mit tiefgreifenden kommunikativen Einschränkungen auf frühen kommunikativen Entwicklungsstufen eingeordnet werden können. Die Triple-C wird z. B. durch Angehörige und Mitarbeiter von Wohneinrichtungen durchgeführt. Das Kommunikationsverhalten der beobachteten Personen kann in ein 6-stufiges Modell eingeordnet werden, welches von der prä-intentionalen hin zur intentionale Kommunikation geht. Insbesondere der Bereich der prä-intentionalen Kommunikation wird dabei besonders betrachtet und detailliert aufgeschlüsselt.

Wortschatz- und Wortfindungstest (WWT 6–10)
Erstveröffentlichung 2007, Glück 2011

Altersgruppe: Kinder, 6–10 Jahre
Zielgruppe: keine Einschränkung
Kommunikationsniveau: moderiert – frei

Der WWT 6–10 dient der Erfassung semantisch-lexikalischer Fähigkeiten und der (differenzial-)diagnostischen Abklärung von Spracherwerbsstörungen hinsichtlich der expressiven Wortschatzleistung bei Kindern im Grundschulalter. Der expressive Leitsubtest WWTexpressiv stellt als Bildbenenntest mit aussagekräftigen Farbfotos quantitative Daten zur Antwortgenauigkeit und zur Antwortzeit bereit. Qualitativ erfolgt eine Auswertung hinsichtlich der Interpretation der nicht korrekt benannten Items sowie hinsichtlich der Item-Wortarten (Nomen, Verben, Adjektive/Adverbien, Kategoriebegriffe).

Für die Differenzierung von generellem Wortschatzdefizit und Wortfindungsstörungen können optional weitere Subtests hinzugezogen werden.

Die Testdurchführung und -auswertung kann sowohl in einer Papier-Version als auch elektronisch erfolgen.

Zielgruppen Unterstützter Kommunikation: Fähigkeiten einschätzen, Unterstützung gestalten
Erstveröffentlichung 2013, Weid-Goldschmidt 2013

Altersgruppe: keine Einschränkung
Zielgruppe: keine Einschränkung
Kommunikationsniveau: keine Einschränkung

Das Material beschreibt differenziert Entwicklungsvoraussetzungen und daran anknüpfende Kompetenzen von Personen auf unterschiedlichen kommunikativen Entwicklungsstufen. Dabei werden vier sog. Zielgruppen der Unterstützten Kommunikation beschrieben.

Das Material ist praxisorientiert und anschaulich und erläutert neben Hinweisen für die Diagnostik, wie Interventionsangebote gestaltet werden können. Dabei liegt der Fokus u.a. auf frühen Fördermöglichkeiten, Unterstützung der Eltern und Angehörigen sowie beim Einsatz von Hilfsmitteln.

Literatur

Achilles, S. (2010): Einführung in die Diagnostik? In: von Loeper Literaturverlag, Gesellschaft für Unterstützte Kommunikation e.V. (Hrsg.): Handbuch der Unterstützten Kommunikation. von Loeper, Karlsruhe, 14.003.001-14.010.001

Aktas, M. (Hrsg.) (2012): Entwicklungsorientierte Sprachdiagnostik und -förderung bei Kindern mit geistiger Behinderung: Theorie und Praxis. Urban & Fischer/Elsevier, München

Aktas, M., Asbrock, D., Doil, H., Müller, C. (2012): Einleitung: Entwicklungsorientiertes Arbeiten bei Kindern mit geistiger Behinderung – ein Überblick. In: Aktas, M.(Hrsg.): Entwicklungsorientierte Sprachdiagnostik und -förderung bei Kindern mit geistiger Behinderung. Elsevier, München, 3–5

Antener, G. (2001a): Interventionsmodelle in der Unterstützten Kommunikation. In: von Loeper Literaturverlag, Gesellschaft für Unterstützte Kommunikation e.V. (Hrsg.): Handbuch der Unterstützten Kommunikation. von Loeper, Karlsruhe, 01.018.001–01.026.001

Antener, G. (2001b): Und jetzt? Das Partizipationsmodell in der Unterstützten Kommunikation. In: Boenisch, J., Bünk, C. (Hrsg.): Forschung und Praxis der Unterstützten Kommunikation. von Loeper, Karlsruhe, 257–267

Appelbaum B. (2019): Diagnostik und UK. In: Ling, K., Niediek, I. (Hrsg.): UK im Blick. Perspektiven auf Theorien und Praxisfelder in der Unterstützten Kommunikation. Verlag selbstbestimmtes Leben, Düsseldorf, 294–304

Appelbaum, B. (2011): Zeig's mir ... Mit Gebärden. Gebärden in der Kommunikationsförderung/Sprachtherapie. In: Bollmeyer, H., Engel, K., Hallbauer, A. (Hrsg.): UK inklusive: Teilhabe durch Unterstützte Kommunikation. von Loeper, 237–251

Appelbaum, B. (2016): Gebärden in der Sprach- und Kommunikationsförderung. Schulz-Kirchner, Idstein

Baker, B., Hill, K., Devylder, R. (2000): Core Vocabulary is the Same across Environments. California State University at Northridge (CSUN) Conference. In: wwBalandin, S., Iacono, T. (1998): A Few Well Chosen Words. Augmentative and Alternative Communication, 14 (3), 147–161, DOI: 10.1080/07434619812331278326, 1.08.2022

Bauersfeld, S. (2010): Möglichkeiten der Kommunikation von Menschen mit schwerer Behinderung – der Körper als Kommunikationsmedium. In: Grunick, G. (Hrsg.): Leben pur – Kommunikation bei Menschen mit schweren und mehrfachen Behinderungen. Verlag selbstbestimmtes Leben, Düsseldorf, 72–97

Beck, A. R., Stoner, J. B., Dennis, M. L. (2009): An Investigation of Aided Language Stimulation. In: Augmentative and Alternative Communication, 1, 42–54

Bergeest, H., Boenisch, J. (2019): Körperbehindertenpädagogik. Grundlagen, Förderung, Inklusion. Klinkhardt, Bad Heilbrunn

Bernasconi, T. (2022): Teilhabe – Annäherung an einen vielschichtigen Begriff. In: Fränkel, S., Grünke, M., Hennemann, T., Hövel, T., Melzer, C., Ziemen, K. (Hrsg.): Teilhabe in allen Lebensbereichen? Ein Blick zurück und nach vorn. Klinkhardt, Bad Heilbrunn (in Druck)

Bernasconi, T. (2020): ICF-orientierte schulische Förderplanung. Potentiale für die Teilhabe an alltagsrelevanten Aktivitäten. In: Zeitschrift für Heilpädagogik 71 (3), 125–134

Bernasconi, T. (2019): ICF und UK: Chancen einer aktivitätsbezogenen Perspektive. In: Boenisch, J., Sachse, S. K. (Hrsg.): Kompendium Unterstützte Kommunikation. Kohlhammer, Stuttgart, 365–371

Bernasconi, T. (2015): Zu Besonderheiten in der Kommunikation mit Menschen mit schwerer und mehrfacher Behinderung. In: Unterstützte Kommunikation 20 (1), 15–21

Bernasconi, T., Böing, U. (2016): Schwere Behinderung und Inklusion?! Skizzen einer nicht ausgrenzenden Pädagogik. In: Behindertenpädagogik 55, 270–284

Bernasconi, T., Böing, U. (2015): Pädagogik bei schwerer und mehrfacher Behinderung. Kohlhammer, Stuttgart

Bernasconi, T., Boenisch, J., Giel, B., Sachse, S. K. (2020): Qualitätssicherung und Standards in der UK-Versorgung. In: Boenisch, J., Sachse, S. K. (Hrsg.): Kompendium Unterstützte Kommunikation. Kohlhammer, Stuttgart, 386–394

Bernasconi, T., Garbe, C., Schellen, J. (2022): Diagnostik bei komplexen Kommunikationsstörungen. In: Gebhardt, M., Schurig, M., Scheer, D. (Hrsg.): Handbuch zur sonderpädagogischen Diagnostik (i. E.)

Bernasconi, T., Sachse, S. K. (2021a): Systematische Interventionsplanung in der Unterstützten Kommunikation mit dem ABC-Modell. In: Sprachförderung und Sprachtherapie in Schule und Praxis 10 (3), 176–185

Bernasconi, T., Sachse, S. K. (2021b): Transitionen und Maßnahmen der Unterstützten Kommunikation systematisch mit dem ABC-Modell planen. In: Gebhard, B., Simon, L., Ziemen, K., Opp, G., Groß-Kunkel, A. (Hrsg.): Transitionen. Übergänge in der Frühförderung gestalten. Schulz-Kirchner, Idstein, 86–96

Bernasconi, T., Sachse, S. K. (2019): ICF-orientierte Interventionsplanung in der Unterstützten Kommunikation. Frühförderung interdisziplinär 38, 127–134

Bernasconi, T., Terfloth, K. (2020): Partizipation im Kontext von Unterstützter Kommunikation. In: Boenisch, J., Sachse, S. K. (Hrsg.): Kompendium Unterstützte Kommunikation. Kohlhammer, Stuttgart, 33–39

Beukelman, D. R., Light, J. (2020): Augmentative & Alternative Communication: Supporting children and adults with complex communication needs. Brookes, Baltimore

Beukelman, D. R., Mirenda, P. (2013a): Augmentative & Alternative Communication: Management of Severe Communication Disorders in Children and Adults. Brookes, Baltimore

Beukelman, D. R., Mirenda, P. (2013b): Participation Model for Augmentative and Alternative Communication. In: Beukelman, D. R., Mirenda, P.: Augmentative & Alternative Communication: Management of Severe Communication Disorders in Children and Adults. Brookes, Baltimore

Bilda, K., Dörr, F., Thurmann, A., Tschuschke, B. (2021): Teletherapie in der Logopädie/Sprachtherapie. In: Logos Jg. 29 (2), 112–121

Binger, C., Light, J. (2008): The Effect of Aided AAC Modeling on the Expression of Multi-Symbol Messages by Preschoolers who Use AAC. Augmentative and Alternative Communication, 1, 30–43

Björck-Åkesson, E., Granlund, M., Simeonsson, R. J. (2000): Assessment Philosophies and Practices in Sweden. In: Guralnick, M. J. (Ed.): Interdisciplinary clinical assessment of young children with developmental disabilities. Baltimore, 391–411

Blackstone, S. W. (2006): Approaches to AAC Instruction. In: Augmentative Communication News 3, 5–7

Blackstone, S. W., Berg Hunt, M. (Autor), Wachsmuth, S. (Hrsg./Übersetzerin) (2006): Soziale Netzwerke. Ein Instrument zur Erfassung der Kommunikation unterstützt kommunizierender Menschen und ihrer Kommunikationspartnerinnen und -partner. von Loeper, Karlsruhe

Blockberger, S., Sutton, A. (2003): Toward Linguistic Competence –Language Experience and Knowledge of Children with Extremly Limited Speech. In: Light J., Beukelman, D., Reichle, J. (Hrsg.): Communicative Competence for Individuals who Use AAC. From Research to Effective Practice. Brookes, Baltimore, 63–106

Bloom, L., Lahey, M. (1978): Language Development and Language Disorders. Wiley and Sons, New York

Bloomberg, K., West, D., Johnson, H., Iakono, T. (2009): The Triple C Checklist of Communication Competencies. SCOPE Limited, Victoria

Boenisch, J. (2021): Tele-UK als Herausforderung und Chance – Evaluationsergebnisse von der Tele-UK-Konferenz 2021. In: Unterstützte Kommunikation, 26 (2), 14–19

Boenisch, J. (2013a): Neue Ergebnisse aus der Kernvokabularforschung – Bedeutung und Relevanz für Förderung und Therapie in der UK-Praxis. In: Hallbauer, A., Hallbauer, T., Hüning-Meier, M. (Hrsg.): UK kreativ! Wege in der Unterstützten Kommunikation. Karlsruhe, 17–34

Boenisch, J. (2013b): Kernvokabular im Kindes- und Jugendalter: Vergleichsstudie zum Sprachgebrauch von Schülerinnen und Schülern mit und ohne geistige Behinderung und Konsequenzen für die UK. uk & forschung, 4–23

Boenisch, J. (2013c): Unterstützte Kommunikation. Interview. LOGOS, 1, 43–47

Boenisch, J. (2009): Kinder ohne Lautsprache. Grundlagen, Entwicklungen und Forschungsergebnisse zur Unterstützten Kommunikation. von Loeper, Karlsruhe

Boenisch, J. (2008): Sprachförderung unterstützt kommunizierender Kinder. Zeitschrift für Heilpädagogik, 12, 451–460

Boenisch, J., Musketa, B., Sachse, S.K. (2007): Die Bedeutung des Vokabulars für den Spracherwerb und Konsequenzen für die Gestaltung von Kommunikationsoberflächen. In: Sachse, S., Birngruber, C., Arendes, S. (Hrsg.): Lernen und Lehren in der Unterstützten Kommunikation. von Loeper, Karlsruhe, 355–371

Boenisch, J., Sachse, S.K. (2020): Kernvokabular – Bedeutung für den Sprachgebrauch. In: Boenisch, J., Sachse, S.K. (Hrsg.): Kompendium Unterstützte Kommunikation. Stuttgart, Kohlhammer, 108–116

Boenisch, J., Sachse, S.K. (2007a): Diagnostik und Beratung in der Unterstützten Kommunikation. Theorie, Forschung, Praxis. von Loeper, Karlsruhe

Boenisch, J., Sachse, S.K. (2007b): Sprachförderung von Anfang an. Zum Einsatz von Kern- und Randvokabular in der frühen Förderung. Unterstützte Kommunikation, 3, 12–20.

Boenisch, J., Willke, M., Sachse, S.K. (2020): Elektronische Kommunikationshilfen in der UK. In: Boenisch, J., Sachse, S.K. (Hrsg.): Kompendium Unterstützte Kommunikation. Kohlhammer, Stuttgart, 250–258

Böing, U. (2009): Professionelles Handeln von Lehrpersonen im Unterricht mit Schülern und Schülerinnen mit schwerer Behinderung. Köln, Univ. Online verfügbar unter http://d-nb.info/1007464410/34. 1.8.2022

Boisvert, M., Hall, N. (2020): Client Selection, Personnel, and Environmental Supports. In: Hall, N., Juengling-Sudkamp, M., Cohn, E.R. (2020): Tele AAC. Augmentative and Alternative Communication Through Telepractice. Plural Publishing, San Diego, 99–118

Boisvert, M., Lang, R., Andrianopoulos, M., Boscardin, M. (2010): Telepractice in the Assessment and Treatment of Individuals with Autism Spectrum Disorders: A Systematic Review. Developmental Neurorehabilitation 13, 423–32. 10.3109/17518423.2010.499889.

Bondy, A.S., Frost, L.A. (1998): The Picture Exchange Communication System. In: Seminars in Speech and Language 19 (4), 373–389. Thieme, New York/Stuttgart

Braun, U. (2020): Entwicklung der Unterstützten Kommunikation in Deutschland – eine systematische Einführung. In: Boenisch, J., Sachse,

S.K. (Hrsg.): Kompendium Unterstützte Kommunikation. Kohlhammer, Stuttgart, 19–32

Braun, U., Kristen, U. (2010): Körpereigene Kommunikationsformen. In: von Loeper Literaturverlag, Gesellschaft für Unterstützte Kommunikation e.V. (Hrsg.): Handbuch der Unterstützten Kommunikation. von Loeper, Karlsruhe, 02.003.001–02.007.001

Bruner, J. (1987): Wie das Kind sprechen lernt. Hans Huber, Bern

Bruno, J. (Autor), Hansen, F. (Hrsg., Übersetzerin) (2009): Diagnostiktest TASP – Zur Abklärung des Symbol- und Sprachverständnisses in der Unterstützten Kommunikation. Rehavista, Berlin, (Original erschienen: Bruno, J., Mayer-Johnson, L. (2003): TASP – Test of Aided-Communication Symbol Performance. Children's Specialized Hospital Cooperation and CA:SA, Salona Beach

Büttner, C., Quindel, R. (2005): Gesprächsführung und Beratung. Springer, Heidelberg, Berlin

Bunch, J., Sanderson, A., Irick, A. (2022): 'We Left the Therapy Room, Now What?' – Coaching Families on Carryover Skills for Children in Their Environment. https://leader.pubs.asha.org/do/10.1044/2022-0126-carryover-deaf-children/full/. 1.08.2022

Bundschuh, K. (2008): Heilpädagogische Psychologie. Ernst Reinhardt Verlag, München

Bruno, J. (2003): TASP – Test of Aided-Communication Symbol Performance. Children's Specialized Hospital Cooperation and Mayer-Johnson LLC. CA:SA, Salona Beach

Bruno, J (Autor), Hansen, F, (Hrsg., Übersetzerin) (2009): Diagnostiktest TASP – Zur Abklärung des Symbol- und Sprachverständnisses in der Unterstützten Kommunikation. Rehavista, Berlin

Bruno, J., Trembath, D. (2006): Use of Aided Language Stimulation to Improve Syntactic Performance During a Weeklong Intervention Program. In: Augmentative and Alternative Communication, 4, 300–313

Bundschuh, K., Winkler, C. (2019): Einführung in die sonderpädagogische Diagnostik. Ernst Reinhardt, München / Basel

Burgio, N.M. (2021): Unterstützte Kommunikation im Transitionsprozess. Von der Frühförderung in die Schule aus der Sicht der Fachkräfte. In: Gebhard, B., Simon, L., Ziemen, K., Opp, G., Groß-Kunkel, A. (Hrsg.): Transitionen. Übergänge in der Frühförderung gestalten. Schulz-Kirchner, Idstein, 97–104

Burkhart, L.J., Porter, G.(2015) in: www.aaccessible.org/cci. 23.08.2022

Burkhardt, L.J., Porter, G. (2006): Partner Assisted Communication Strategies for Children Who Face Multiple Challenges; Pre-conference Instructional Course at ISAAC. http://lindaburkhart.com/wp-content/uploads/2016/07/Isaac_instructional_06.pdf. 17.08.2018

Castañeda, C. (2021): Als UK virtuell wurde – Erfahrungen mit UK-Beratungs- und Förderangeboten online. In: Unterstützte Kommunikation, 26 (2), 10–13

Castañeda, C., Fröhlich, N., Waigand, M. (2017a): Modelling in der UK. Ein Praxisbuch für Eltern, pädagogische Fachkräfte, Therapeuten und Interessierte. Monika Waigand, Heigenbrücken

Castañeda, C., Waigand, M. (2017b): Pragmatisch, praktisch, gut?! Ideen zur Unterstützung pragmatischer Fertigkeiten in der (Unterstützten) Kommunikation. In: Unterstützte Kommunikation 1, 18–24

Castañeda, C., Waigand, M (2016): Ein Weg für jeden?! Modelling in der Unterstützten Kommunikation. In: Unterstützte Kommunikation 21 (3), 41–44

Commūnicāre (2022): www.aaccommunicare.com/tele-aac-at-a-glance. 25.08. 2022

Dangschat, H., Plachta, S. (2020): Teilhaben mit Gebärden: Strategien zur Etablierung von lautsprachunterstützenden Gebärden (LUG). In: Boenisch, J., Sachse, S.K. (Hrsg.): Kompendium Unterstützte Kommunikation. Kohlhammer, Stuttgart, 233–239

Dannenbauer, F.M. (1984): Techniken des Modellierens in einer entwicklungsproximalen Therapie für dysgrammatisch sprechende Vorschulkinder. Der Sprachheilpädagoge 16, 35–49

Deutsches Institut für medizinische Dokumentation in Information (DIMDI) (Hrsg.)(2005): ICF – Internationale Klassifikation der Funktionsfähigkeit, Behinderung und Gesundheit. www.dimdi.de/dynamic/.downloads/klassifikationen/icf/icfbp2005.zip. 1.01.2019

Dewart, H., Summers, S. (1995): The Pragmatics Profile of Everyday Communication Skills in Children. NFER Nelson, Slough

Dohmen, A., Dewart, H., Summers, S. (2009): Das Pragmatische Profil: Analyse kommunikativer Fähigkeiten von Kindern. Elsevier, München

Dowden, P.A. (2018): Road Map – Individuals with Independent Communication. In: www.aaccessible.org/the-aac-journey. 25.08.2022

Dowden, P.A. (2014): Road Map – Individuals with Context-Dependent Communication. In: www.aaccessible.org/the-aac-journey. 25.08.2022

Dowden, P.A. (2013): Road Map – Individuals with Emerging Communication. In: www.aaccessible.org/the-aac-journey. 25.08.2022

Dowden, P.A. (2004): Continuum of Communication Independence. www.aaccessible.org/cci. 1.08.2022

Dowden, P. (1999): Different Strokes for Different Folks. In: Augment Commun News 12(1, 2), 7–8

Dowden, P.A., Cook, A.M. (2002): Selection Techniques for Individuals with Motor Impairments. In: Reichle, J., Beukelman, D., Light, J. (Hrsg.): Implementing an Augmentative Communication System: Exemplary Strategies for Beginning Communicators. Brookes, Baltimore, 395–432

Downing, J. E. (1999): Teaching Communication Skills to Students with Severe Disabilities. Brookes, Baltimore

Eberwein, Hans (2003): Die Beobachtung von Kindern im Unterricht als Methode des Fremdverstehens und zur Unterstützung von Lernprozessen. In: Eberwein, H., Knauer, S., (Hrsg.): Lernprozesse verstehen. Wege einer neuen (sonder-) pädagogischen Diagnostik. Beltz, Weinheim

Eckerth, M., Hanke, P. (2015): Übergänge ressourcenorientiert gestalten: Von der KiTa in die Grundschule. Kohlhammer, Stuttgart

Eggert, D. (2000): Von den Stärken ausgehen. Individuelle Entwicklungspläne (IEP) in der Lernförderungsdiagnostik. modernes lernen, Dortmund

Eisenberg, R. (2020): 10 Strategies to Train Parents and Improve Carryover for Students Using AAC. www.leader.pubs.asha.org/do/10.1044/10-strategies-to-train-parents-and-improve-carryover-for-students-using-aac/full/. 1.08.2022

Engler, A., Beier, U. (2012): Dokumentationskoffer und ‚Ich-Buch': Portfolioarbeit mit Kindern unter drei. In: Kindergarten heute 42 (6/7), 32–35

Erdélyi, A., Mischo, S. (2015): Förderdiagnostik in der Unterstützten Kommunikation. In: Schäfer, H., Rittmeyer, C. (Hrsg.): Handbuch Inklusive Diagnostik. Beltz, Weinheim, 384–403

Erickson, K. A., Clendon, S., Abraham, L., Van de Carr, H. (2005): Toward Positive Literacy Outcomes for Students with Significant Developmental Disabilities. In: Assistive Technology Outcomes and Benefits, Vol. 2, 45–54. https://eric.ed.gov/?id=EJ1002118. 1.08.2022

Filipp, S.-H. (Hrsg.) (1995): Kritische Lebensereignisse. 3. Aufl. Beltz, Weinheim

Fittje, C. (2019): ICF und Unterstützte Kommunikation. In: Ling, K., Niediek, I. (Hrsg.): UK im Blick. Perspektiven auf Theorien und Praxisfelder in der Unterstützten Kommunikation. modernes leben, Düsseldorf, 278–293

Fleming, A. M., Brown, K. J., Jouston, K. T. (2013): Putting the "Tele" in Telepractice. In: American Speech-Language-Hearing Association (ASHA): Perspectives on Telepractise 3/1, 9–15

Fox, A. V. (Hrsg.) (2013): TROG-D Test zur Überprüfung des Grammatikverständnisses. Schulz-Kirchner, Idstein

Fried-Oken, M., Granlund, M. (2012): AAC and ICF: A Good Fit to Emphasize Outcomes, In: Augmentative and Alternative Communication 28, 1–2

Fröhlich, A. (2015): Basale Stimulation. Das Konzept. Verlag selbstbestimmtes Leben, Düsseldorf

Fröhlich, A., Haupt, U. (2004): Leitfaden zur Förderdiagnostik mit schwerstbehinderten Kindern: Eine praktische Anleitung zur pädagogisch-therapeutischen Einschätzung. modernes lernen, Dortmund

Fröhlich, N. (2021): Die Uk-Kiste: Ich-Bücher. www.die-uk-kiste.de/themen/unterstützte-kommunikation-1/ich-bücher/. 1.08.2022

Fröhlich, N. (2020): Grafische Symbole und nichtelektronische Kommunikationshilfen in der UK. In: Boenisch, J. Sachse, S.K. (Hrsg.): Kompendium Unterstützte Kommunikation. Kohlhammer, Stuttgart, 240–249

Fuchs, P. (2011): Das Fehlen von Sinn und Selbst – Überlegungen zu einem Schlüsselproblem im Umgang mit schwerstbehinderten Menschen. In: Fröhlich, A., Heinen, N., Klauß, Th., Lamers, W. (Hrsg.): Schwere und mehrfache Behinderung – interdisziplinär, Athena, Oberhausen, 129–142

Füssenich, I. (2014): Frühe sprachliche Bildung beobachten und begleiten. In: Sprache, Stimme, Gehör 38, 158–162

Gabel, R., Grogan-Johnson, S., Alvares, R., Bechstein, L., Taylor, J. (2013): A Field Study of Telepractice for School Intervention Using the ASHA NOMS K-12 Database. Communication Disorders Quarterly 35, 44–53, 10.1177/1525740113503035, 1.08.2022

Gallé, B. (2010): Sprachentwicklung des Kindes als Grundlage der Kommunikation. In: von Loeper Literaturverlag, Gesellschaft für Unterstützte Kommunikation e.V. (Hrsg.): Handbuch der Unterstützten Kommunikation. von Loeper, Karlsruhe, 07.006.01–07.008.01

Garbe, C. (2015): „Joint Attention – Please!“ Die geteilte Aufmerksamkeit als Meilenstein der Kommunikationsentwicklung. Unterstützte Kommunikation 3, 38–41

Garbe, C., Herrmann, T. (2020): UK-Diagnostik – eine Einführung. In: Boenisch, J., Sachse, S.K. (Hrsg.): Kompendium Unterstützte Kommunikation. Kohlhammer, Stuttgart, 157–169

Gebhardt, M., Scheer, D. (2022): Begriffe der Diagnostik. In: Handbuch zur sonderpädagogischen Diagnostik. Einführung in die Status- und Prozessdiagnostik sowie Förderplanung. OSFHome (Open Access). https://osf.io/927g8/#. 25.08.2022

Giel, B. (2017): MoRTi: Moderierte Runde Tische bei komplexen Sprach- und Kommunikationsstörungen. In: Sprachförderung und Sprachtherapie 5, 231–236

Giel, B. (2014) Interdisziplinäre Zusammenkünfte (IZ). Grundlage einer teilhabeorientierten Unterstützten Kommunikation. In: von Loeper Literaturverlag, Gesellschaft für Unterstützte Kommunikation e.V. (Hrsg.): Handbuch der Unterstützten Kommunikation. von Loeper, Karlsruhe, 01.056.001–01.061.001

Giel, B., Liehs, A. (2016): „Moderierte Runde Tische“ (MoRTi) in der Inklusion. In: Wahl, M., Lüdtke, U., Licandro, U., Maihack, V. (Hrsg.): Sprachtherapie aktuell. Themenschwerpunkt: Sprachtherapie und Inklusion (e2016-04), http://www.sprachtherapieaktuell.de/2016.html, 14.03.2018

Giel, B., Liehs, A., Preißler, P., Urbic, H. (2018): Qualitätssicherung in der UK Beratung durch Moderierte Runde Tische (MoRTi). uk & forschung 8, 4–12

Glück, C.W. (2011): WWT 6–10. Wortschatz- und Wortfindungstest. Hogrefe, Göttingen

Goldbart, J., Marshall, J. (2004): "Pushes and Pulls" on the Parents of Children who Use AAC. Augmentative and Alternative Communication 20, 194–208

Götze, E., Fröhlich, N. (2017): Kleine Schritte ... Riesen-Wirkung. www.die-uk-kiste.de/themen/unterstützte-kommunikation-1/interventionsplanung. 1.08.2022

Grans-Wermers, L., Klug, S., Hansen, F. (2021): Intensive Interaction. In: JuKiP – Ihr Fachmagazin für Gesundheits- und Kinderkrankenpflege 10 (1), 21–26. DOI: 10.1055/a-1319-0043. 1.08.2022

Grimm, H. (2003): Störungen der Sprachentwicklung. Hogrefe, Göttingen

Grimm, H., Aktas, M., Frevert, S. (2010a): SETK 2. Sprachentwicklungstest für zweijährige Kinder. Diagnose rezeptiver und produktiver Sprachverarbeitungsfähigkeiten. Hogrefe, Göttingen

Grimm, H., Aktas, M., Frevert, S. (2010b): SETK 3–5. Sprachentwicklungstest für drei- bis fünfjährige Kinder. Diagnose von Sprachverarbeitungsfähigkeiten und auditiven Gedächtnisleistungen. Hogrefe, Göttingen

Grimm, H., Doil, H., Aktas, M. Frevert, S. (2019): ELFRA. Elternfragebögen für die Früherkennung von Risikokindern. 3. Aufl. Hogrefe, Göttingen

Grogan-Johnson, S., Schmidt, A., Schenker, J., Alvares, R., Rowan, L., Taylor, J. (2013): A Comparison of Speech Sound Intervention Delivered by Telepractice and Side-by-Side Service Delivery Models. Communication Disorders Quarterly 34, 210–220. 10.1177/1525740113484965. 1.08.2022

Grötzbach, H., Iven, C. (2009): Einführung in die ICF. In: Grötzbach, H., Iven, C. (Hrsg.): ICF in der Sprachtherapie. Umsetzung und Anwendung in der logopädischen Praxis. Schulz-Kirchner, Idstein, 9–22

Hall, N. (2020): Tele-AAC Intervention. In: Hall, N., Juengling-Sudkamp, M., Cohn, E.R.: Tele AAC. Augmentative and Alternative Communication through Telepractise. Plural, San Diego, 185–200

Hall, N., Boisvert, M., Steele, R. (2013): Telepractice in the Assessment and Treatment of Individuals with Aphasia: A Systematic Review. International Journal of Telerehabilitation 5. 10.5195/ijt.2013.6119. 1.08.2022

Hall, N., Boisvert, M., Jellison, H., Andrianopoulos, M.V. (2014): Language Intervention via Text-Based Tele-AAC: A Case Study Comparing On-site and Telepractice Services. In: Perspectives on Telepractice. 4 (2), 61–70. https://doi.org/10.1044/teles4.2.61. 25.08.2022

Hall, N., Juengling-Sudkamp, M., Cohn, E.R. (2020): Tele AAC. Augmentative and Alternative Communication through Telepractice. Plural, San Diego

Hansen, F., Klug S. (2014): Intensive Interaction – Kommunikative Prozesse aktiv gestalten. In: von Loeper Literaturverlag, Gesellschaft für Unterstützte Kommunikation e.V. (Hrsg.): Handbuch der Unterstützten Kommunikation. von Loeper, Karlsruhe, 06.049.001–06.059.001.

Häußler, A. (2012): Der TEACCH Ansatz zur Förderung von Menschen mit Autismus: Einführung in Theorie und Praxis. Borgmann Media, Dortmund

Heim, M., Jonker, V. (1996): De implementatie van het COCP-programma. Een evaluatie-onderzoek. Universiteit van Amsterdam, Instituut voor Algemene Taalwetenschap, Amsterdam

Heim, M., Jonker, V., Veen, M. (2010): COCP: Ein Interventionsprogramm für nichtsprechende Personen und ihre Kommunikationspartner. In: von Loeper Literaturverlag, Gesellschaft für Unterstützte Kommunikation e.V. (Hrsg.): Handbuch der Unterstützten Kommunikation. von Loeper, Karlsruhe, 01.026.007–02.026.015. 1.08.2022

Hellrung, U. (2021): Tele-Praxis in der UK-Therapie und -Beratung. In: Unterstützte Kommunikation 26 (2), 20–26

Hewett, D. (2012): The Intensive Interaction Handbook. Sage, London

Hillenschmidt, A., Sander, S. (1993): Kind-Umfeld-Diagnose. Ein ökosystemischer Ansatz. Röhrig, St. Ingberg

Hollenweger, J. (2019): ICF als gemeinsame konzeptuelle Grundlage. In: Luder, R., Kunz, A., Müller Bösch, C. (Hrsg.): Inklusive Pädagogik und Didaktik. Hep, Bern, 30–54

Huber, W., Poeck, K., Willmes, K., Weniger, D. (1983): AAT – Aachener Aphasie Test. Hogrefe, Göttingen

Hüning-Meyer, M., Bollmeyer H. (2010): Nichtelektronische Kommunikationshilfen – theoretische Grundlagen und praktische Anwendung. In: Jordan, S., Braun, U. (Hrsg.): Handbuch der Unterstützten Kommunikation. von Loeper/Ariadne, Karlsruhe, 03.003.002–03.017.001

Hunt, P., Soto, G., Maier, J., Liboiron, N., Bae, S. (2004): Collaborative Teaming to Support Preschoolers With Severe Disabilities Who Are Placed in General Education Early Childhood Programs. In: Topics in Early Childhood Special Education 3/24, p. 123–142.

Iacono, T.A. (2003): Pragmatic Development in Individuals with Developmental Disabilities who Use AAC. In: Light, J., Beukelman, D., Reichle, J. (Hrsg.): Communicative Competence for Individuals who Use AAC. From Research to Effective Practice. Brookes, Baltimore, 323–360

Staatsinstitut für Schulqualität und Bildungsforschung (ISB) (Hrsg.) (2021): Unterstützte Kommunikation in Unterricht und Schule. 2. überarb. Aufl. 2021, München

Kaiser-Mantel, H. (2012): Unterstützte Kommunikation in der Sprachtherapie. Bausteine für die Arbeit mit Kindern und Jugendlichen. Ernst Reinhardt, München

Kane, G. (2021): Diagnose der Verständigungsfähigkeit bei nicht sprechenden Kindern. In: Wilken, E. (Hrsg.): Unterstützte Kommunikation. Eine Einführung in Theorie und Praxis. Kohlhammer, Stuttgart, 18–37

Kane, G. (2010): Diagnostik von Kognition und Kommunikation. In: von Loeper Literaturverlag, Gesellschaft für Unterstützte Kommunikation e.V. (Hrsg.): Handbuch der Unterstützten Kommunikation. von Loeper, Karlsruhe, 14.011.001–14.022.01

Kane, G. (1992): Entwicklung früher Kommunikation und Beginn des Sprechens. In: Geistige Behinderung 4/1992, 303–318

Karus, A. (2021): Übergänge gestalten mit Medien und Methoden der Unterstützten Kommunikation. In: Gebhard, B., Simon, L., Ziemen, K., Opp, G., Groß-Kunkel, A. (Hrsg.): Transitionen. Übergänge in der Frühförderung gestalten. Schulz-Kirchner, Idstein, 232–238

Kauschke, C. (2015): Frühe Entwicklung lexikalischer und grammatischer Fähigkeiten. In: Sachse, S.K. (Hrsg.): Handbuch Spracherwerb und Sprachentwicklungsstörungen. Kleinkindphase. Urban & Fischer, München, 3–14

Kauschke, C. (2012): Kindlicher Spracherwerb im Deutschen. Verläufe, Forschungsmethoden, Erklärungsansätze. De Gruyter, Berlin

Kauschke, C. (1999): Früher Wortschatzerwerb im Deutschen: Eine empirische Studie zum Entwicklungsverlauf und zur Komposition des kindlichen Lexikons. In: Meibauer, J., Rothweiler, M. (Hrsg.): Das Lexikon im Spracherwerb. Francke, Tübingen, 128–157

Kauschke, C., Siegmüller, J. (2010): Patholinguistische Diagnostik bei Sprachentwicklungsstörungen. Elsevier, München

Kauschke, C., Siegmüller, J. (2009): Patholinguistische Diagnostik bei Sprachentwicklungsstörungen (PDSS). Elsevier, München

Kent-Walsh (2008): Communication Partner Interventions For Students Who Use AAC. Augmentative and Alternative Communication 17 (1), 27–32

Kent-Walsh, J., Murza, K.A., Malani, M.D., Binger C. (2015): Effects of Communication Partner Instruction on the Communication of Individuals Using AAC: A Meta-Analysis. Augmentative and Alternative Communication 31, 271–284 DOI: 10.3109/07434618.2015.1052153, 1.08.2022

Kiese-Himmel, C. (2005): AWST-R. Aktiver Wortschatztest für 3- bis 5-jährige Kinder – Revision. Hogrefe, Göttingen

Klang, N., Rowland, C., Fried-Oken, M., Steiner, S., Granlund, M., Adolfsson, M. (2016): The Content of Goals in Individual Educational Programs for Students with Complex Communication Needs. Augmentative and Alternative Communication 32, 41–48, DOI: 10.3109/07434618.2015.1134654, 1.08.2022

Kobi, E.E. (1999): Diagnostik in der heilpädagogischen Arbeit. Schweizerische Zentralstelle für Heilpädagogik, Luzern

Kovach, T.M. (2009): Augmentative & Alternative Communication Profile: A Continuum of Learning. LinguiSystems, East Moline Illinois,

Kristen, U. (2010a): Anteilnahme als Kraftquelle. Die Personenzentrierte Gesprächsführung in der UK Beratung. In: Jordan, S., Braun, U. (Hrsg.): Handbuch der Unterstützten Kommunikation. von Loeper/Ariadne, Karlsruhe, 12.003.001–12.006.001

Kristen, U. (2010b): Das Kommunikationsprofil. Ein Beratungs- und Diagnosebogen. In: von Loeper Literaturverlag, Gesellschaft für Unterstützte Kommunikation e.V. (Hrsg.): Handbuch der Unterstützten Kommunikation. von Loeper, Karlsruhe, 12.017.001–12.038.001

Kristen, U. (2006): Unterstützt kommunizieren lernt man nicht von allein. Von der Bedeutung des Interaktions- und Gesprächsverhaltens der Bezugspersonen. Unterstützte Kommunikation 1, 11–20

Kristen, U. (2002): Praxis Unterstützte Kommunikation. Eine Einführung. modernes leben, Düsseldorf

Kristen, U., Leber, I. (2005): 6 Tipps für den guten Berater – Gedanken zur kooperativen Beratung für Unterstützte Kommunikation. In: Unterstützte Kommunikation 4, 9–12

Lage, D. (2016): Unterstützte Kommunikation. In: Hedderich, I., Biewer, G., Hollenweger, J., Markowetz, R. (Hrsg.): Handbuch Inklusion und Sonderpädagogik. Klinkhardt, Bad Heilbrunn, 375–379

Lage, D., Knobel Furrer, C. (2017): Das Kooperative Partizipationsmodell. In: Lage, D., Ling, K. (Hrsg.): UK spricht viele Sprachen. von Loeper, Karlsruhe, 125–138

Lage, D., Renner, G. (2001): Theoriegeleitete Reflexion in der Unterstützten Kommunikation – ein Modell. In: Boenisch, J., Bünk, C. (Hrsg.): Forschung und Praxis der Unterstützten Kommunikation. Von Loeper, Karlsruhe, 188–202.

Leber, I. (2020): Diagnostik der präintentionalen Kommunikation. In: Boenisch, J., Sachse, S.K. (Hrsg.): Kompendium Unterstützte Kommunikation. Kohlhammer, Stuttgart 170–178

Leber, I. (2013): UK-Beratungskompetenzen. In J. Boenisch, S. Wachsmuth (Hrsg.): Studienhandbuch Lehrgang Unterstützte Kommunikation. Forschungs- und Beratungszentrum gGmbH, Köln, 7.1–7.8

Leber, I., Vollert, A. (2016, 2020): Tipp mal. Sprachverständnis-Diagnostik mit dem iPad. www.tippmal.com 01.02.2019

Leber, I. (2009a): Förderdiagnostik Unterstützte Kommunikation. In: Birngruber, C., Arendes, S. (Hrsg.): Werkstatt Unterstützte Kommunikation. von Loeper, Karlsruhe, 89–97

Leber, I. (2009b): Kommunikation einschätzen und unterstützen. Poster und Begleitheft zu den Fördermöglichkeiten in der UK. von Loeper, Karlsruhe

Lemler, K. (2020): Zur Lebensbedeutsamkeit von elektronischen Kommunikationshilfen: Eine Studie mit und für Nutzer von Unterstützter Kommunikation. In: Boenisch, J., Sachse, S. K. (Hrsg.): Kompendium Unterstützte Kommunikation. Kohlhammer, Stuttgart, 296–303

Liehs, A. (2014): Unterstützte Kommunikation in der Sprachtherapie – (Sprach-)spezifische Diagnostik bei Kindern mit unzureichender Lautsprache. In: Sallat, S., Spreer, M., Glück, C. M. (Hrsg.): Sprache professionell fördern. kompetent-vernetzt-innovativ. Schulz-Kirchner, Idstein, 283–289

Liehs, A., Giel, B. (2020): UK-Therapie bei Erwachsenen mit erworbenen Kommunikationsbeeinträchtigungen. In: Boenisch, J., Sachse, S. K. (Hrsg.): Kompendium Unterstützte Kommunikation. Kohlhammer, Stuttgart, 280–286

Liehs, A., Marks, D. K. (2014): Spezifische Sprachdiagnostik bei UK-Nutzerinnen. In: Logos 22, 3, 208–215

Light, J. (2003): Shattering the Silence: Development of Communicative Competence by Individuals who Use AAC. In: Light, J., Beukelman, D., Reichle, J u. D. (Hrsg.): Communicative Competence for Individuals who Use AAC: From Research to Effective Practice. Brookes, Baltimore, 3–38

Light, J. (1989): Toward a Definition of Communicative Competence for Individuals Using Augmentative and Alternative Communication Systems. Augmentative and Alternative Communication 5 (2), 137–144, DOI: 10.1080/07434618912331275126, 1.08.2022

Light, J. C., Beukelman, D. R., Reichle, J. (Hrsg.) (2003): Communicative Competence for Individuals who Use AAC: From Research to Effective Practice, Brookes, Baltimore

Light, J., McNaughton, D. (2015): Designing AAC Research and Intervention to Improve Outcomes for Individuals with Complex Communication Needs. In: Augmentative and Alternative Communication 2, 85–96

Light, J., McNaughton, D. (2014): Communicative Competence for Individuals who Require Augmentative and Alternative Communication: A New Definition for a New Era of Communication? Augmentative and Alternative Communication, 30(1), 1–18, DOI: 10.3109/07434618.2014.885080, 1.08.2022

Lingk, L. (2020): Mehrsprachigkeit und Unterstützte Kommunikation. In: Boenisch J., Sachse, S. K. (Hrsg.): Kompendium Unterstützte Kommunikation. Kohlhammer, Stuttgart, 133–140

Lingk, L., Nonn, K., Sachse, K.S. (2020): Pragmatische Fähigkeiten als Schlüssel zur kommunikativen Kompetenz unterstützt kommunizierender Personen. In: Boenisch, J., Sachse, S.K. (Hrsg.): Kompendium Unterstützte Kommunikation. Kohlhammer, Stuttgart, 148–154

Lord, C., Rutter, M., DiLavore, P.C., Risi, S., Gotham K., Bishop, S.L. (Übersetzung: Poustka, L., Rühl, D., Feineis-Matthews, S., Poustka, F., Hartung, M., Bölte, S.) (2015): ADOS-2 – Diagnostische Beobachtungsskala für Autistische Störungen 2, Hogrefe, Göttingen

Lüke, C., Vock, S. (2019): Unterstützte Kommunikation bei Kindern und Erwachsenen. Springer, Wiesbaden

Macoir, J., Sauvageau, V.M., Boissy, P., Tousignant, M., Tousignant, M. (2017): In-home Synchronous Telespeech Therapy to Improve Functional Communication in Chronic Poststroke Aphasia: Results from a Quasi-experimental Study. Telemedicine and e-Health 23(8), 630–639

Mall, W. (2001): Basale Kommunikation – Sich begegnen ohne Voraussetzungen. In: Fröhlich, A., Heinen, N., Lamers, W. (Hrsg.): Schwere Behinderung in Praxis und Theorie – ein Blick zurück nach vorn. Texte zur Körper- und Mehrfachbehindertenpädagogik. Verlag selbstbestimmtes Leben, Düsseldorf, 223–234

McNaughton, D., Light, J., Beukelman, D., Klein, C., Nieder, D., Nazareth, G. (2019): Building Capacity in AAC: A Person-centred Approach to Supporting Participation by People with Complex Communication Needs. Augmentative and Alternative Communication, Advance online publication. 10.1080/07434618.2018.1556731, 1.08.2022

Meltzer, J., Baird, A., Steel, R. & Harvey, S. (2017): Computer-based Treatment of Poststroke Language Disorders: A Non-inferiority Study of Telerehabilitation Compared to In-person Service Delivery. Aphasiology 1–22, 10.1080/02687038.2017.1355440, 1.08.2022

Merton, R.K. (1948): The Self-Fullfilling-Prophecy. In: The Antioch Review 8 (2), 193–210

Mesibov, G.B., Shea, V.A., Schopler, E., Adams, L.W., Merkler, E., Burgess, S., Mosconi, M.W., Chapman, S.M., Tanner, C., Bourgondien, M.E. (2004): The Teacch Approach to Autism Spectrum Disorders. Springer US

Mirenda, P. (2013): Augmentative & Alternative Communication. In: Volkmar, F. (Hrsg.), Encyclopedia of Autism Spectrum Disorders. Springer, New York

Mirenda, P., Bopp, K.D. (2003): „Playing the Game" – Strategic Competence in AAC. In: Light, J., Beukelman, D., Reichle, J. (Hrsg.): Communicative Competence for Individuals who Use AAC. From Research to Effective Practice. Brookes, Baltimore, 401–437

Mischo, S. (2020): Talking Mats als Methode mit Potential zur partizipativen Forschung. In: Uk und Forschung, 10, 14–24

Müller, C., Wolf, S.M., Aktas, M. (2021): Entwicklungsorientierte Sprachdiagnostik und Förderplanung bei minimal verbalen Kindern mit Beeinträchtigung. In: Wilken, E. (Hrsg.): Unterstützte Kommunikation. Eine Einführung in Theorie und Praxis. Kohlhammer, Stuttgart, 38–64

Murphy, J. (2009): Talking Mats. A Study of Communication Difficulties und the Feasibility and Effectiveness of a Low-tech Communication Framework. PhD Thesis, Radboud University Stirling, UK

Murphy, J. (1998): Talking Mats: Speech and Language Research in Practice. Speech and Language. Therapy in Practice, Autumn, 11–14

Murphy, J., Cameron, L., Boa, S. (2013): Talking Mats: A Resource To Enhance Communication, second edition. Pub. University of Stirling

Murphy, J., Mischo, S., Thümmel, I., Erdélyi, A. (2018): Talking Mats: From Research to Practice – Talking Mats: Forschung für die Praxis. Zeitschrift Unterstützte Kommunikation 1 (22), 48–53

Mutzek, W. (2007): Kooperative Beratung. Beltz, Weinheim

Neumann, S., Salm, S., Robertson, B., Thomas-Stonel, N. (2018): Fokus auf den Erfolg der Kommunikation für Kinder unter 6 Jahren (FOCUS©-G). Forum Logopädie 32 (1), 14–19

Nind, M., Hewett, D. (1994): Access to Communication. Developing the Basics of Communication with People with Severe Learning Difficulties through Intensive Interaction. David Fulton, London

Nonn, K. (2020a): Kooperative, kompetenzorientierte und spezifische Diagnostik in Unterstützter Kommunikation: Soziale Partizipation von Anfang an im Blick. Sprache Stimme Gehör 44, 139–144. DOI: 10.1055/a-1161-1208, 1.08.2022

Nonn, K. (2020b): Sprachentwicklung unterstützt kommunizierender Kinder. In: Boenisch, J., Sachse, S.K. (Hrsg.): Kompendium Unterstützte Kommunikation. Kohlhammer, Stuttgart, 91–100

Nonn, K. (2017): "It takes two to talk." Pragmatik – Kommunikation und ihre Bedeutung für UK. Unterstützte Kommunikation 1. von Loeper, Karlsruhe, 6–17

Nonn, K. (2014): Gesucht wird eine Lokomotive, die den Spracherwerb zieht: Das sozialpragmatische Spracherwerbsmodell von Michael Tomasello als theoretisches Bezugssystem für UK. In: uk & forschung, 3, 24–46

Nonn, K. (2011a): Logopädischer Anamnese- und Befundbogen für Unterstützte Kommunikation. In: Lell, M., Nonn, K., Päßler-van Rey, D., Engl-Kasper, E.D. (Hrsg.): Unterstützte Kommunikation in der Logopädie. Thieme, Stuttgart, 174–186

Nonn, K. (2011b): Unterstützte Kommunikation in der Logopädie. Thieme, Stuttgart

Nußbeck, S. (2016): Unterstützte Kommunikation. In: Kuhl, J., Euker, N. (Hrsg.): Evidenzbasierte Diagnostik und Förderung von Kindern und Jugendlichen mit intellektueller Beeinträchtigung. Hogrefe, Bern, 193–218

Papoušek, M. (1994): Vom ersten Schrei zum ersten Wort. Anfänge der Sprachentwicklung in der vorsprachlichen Kommunikation. Bern, Huber

Papousek, H., & Papousek, M. (1989): Intuitive Parenting: Aspects Related to Educational Psychology. European Journal of Psychology of Education, 4, 201–210

Paul, R. (1997): Facilitating Transitions in Language Development for Children Using AAC. In: Augmentative and Alternative Communication, 3, 141–148

Paul, R., Norbury, C. (2012): Language Disorders from Infancy through Adolescence. Elsevier, St. Louis

Petermann, F. (2018): SET 5–10. Sprachstandserhebungstest für Kinder im Alter zwischen 5 und 10 Jahren. Hogrefe, Göttingen

Pivit, C. (2010): Individuelle Kommunikationssysteme. In: von Loeper Literaturverlag, Gesellschaft für Unterstützte Kommunikation e. V. (Hrsg.): Handbuch der Unterstützten Kommunikation. von Loeper, Karlsruhe, 01.006.001–01.017.001

Pivit, C., Hüning-Meier, M. (2010): Wie lernt ein Kind unterstützt zu kommunizieren? Allgemeine Prinzipien der Förderung und Prinzipien des Modelings. In: von Loeper Literaturverlag, Gesellschaft für Unterstützte Kommunikation e. V. (Hrsg.): Handbuch der Unterstützten Kommunikation. von Loeper, Karlsruhe, 01.032.001–01.037.008

Pless, M., Granlund, M. (2012): Implementation of the International Classification of Functioning, Disability and Health (ICF) and the ICF Children and Youth Version (ICF-CY) within the Context of Augmentative and Alternative Communication. Augmentative and Alternative Communication 28, 11–20

Pretis, M. (2019): ICF-basiertes Arbeiten in der Frühförderung. Ernst Reinhardt, München

Raghavendra P., Bornman, J., Granlund, M., Björck-Åkesson, E. (2007): The World Health Organization's International Classification of Functioning, Disability and Health: Implications for Clinical and Research Practice in the Field of Augmentative and Alternative Communication. In: Augmentative and Alternative Communication 4, 349–361

Rehavista (2014a): Eyegaze Analyse Tool (EAT). www.rehavista.de/shop/artikel/eyegaze-analyse-tool-eat, 24.08.2021

Rehavista (2014b): Plan Be. Gebrauchsanweisung. www.rehavista.de/shop/artikel/planbe, 24.08.2021.

Rehavista (2014c): Schau Hin. Gebrauchsanweisung. www.rehavista.de/shop/artikel/schau-hin, 24.08.2021

Renner, G. (2005): Ein Theorierahmen der Unterstützten Kommunikation. In: Boenisch, J., Otto, K. (Hrsg.): Leben im Dialog. von Loeper, Karlsruhe, 56–76

Renner, G. (2004): Theorie der Unterstützten Kommunikation. Eine Grundlegung. Edition Marhold, Berlin

Rogers, C.R. (1997): Der neue Mensch. Klett-Cotta, Stuttgart

Rothmayr, A. (2003): Grundhaltungen in der Fortbildung zum Thema Unterstützte Kommunikation. Niemals zu spät und niemals zu früh. In: von Loeper Literaturverlag, Gesellschaft für Unterstützte Kommunikation e.V. (Hrsg.): Handbuch der Unterstützten Kommunikation. von Loeper, Karlsruhe, 13.003.001–13.006.001

Rothmayr A. (2001): Pädagogik und Unterstützte Kommunikation. Von Loeper, Karlsruhe

Rotter, B., Kane, G. Gallé, B. (1992): Nicht sprachliche Kommunikation: Erfassung und Förderung. Geistige Behinderung 4, 1–26

Rowland, C. (2011): Using the Communication Matrix to Assess Expressive Skills in Early Communicators. Communication Disorders Quarterly 32, 190–201

Rowland, C. (1990, 1996, 2004): Communication Matrix. Unpublished manuscript.: Oregon Health & Science University, Portland Oregon

Rowland, C. (2004, Autor), Scholz, M., Jester, M., (Hrsg., Übersetzer) (2015): Communication Matrix. Ein Instrument zur Feststellung kommunikativer Kompetenzen (Original erschienen 2004: Communication Matrix). www.communicationmatrix.org/Content/Translations/Communication_Matrix_German_FINAL.pdf/, 29.09.2022

Rowland, C., Schweigert, P.D. (2003): Cognitive Skills and AAC. In: Light J., Beukelman, D. Reichle, J. (Hrsg.): Communicative Competence for Individuals who use AAC. From Research to Effective Practice. Brookes, Baltimore, 241–275

Sachse, S.K. (2020): Schriftspracherwerb kaum- und nichtsprechender Kinder und Jugendlicher. Besondere Herausforderungen und Lösungsansätze. In: Boenisch, J., Sachse, S.K. (Hrsg.): Kompendium Unterstützte Kommunikation. Kohlhammer, Stuttgart, 338–346

Sachse, S. (2010): Interventionsplanung in der unterstützten Kommunikation: Aufgaben im Kontext der Beratung. von Loeper, Karlsruhe

Sachse, S. (2007): Neuropsychologische und neurophysiologische Untersuchungen bei Late Talkers im Quer- und Längsschnitt. Dr. Hut, München

Sachse, S.K., Bernasconi, T. (2022): Principles of Augmentative and Alternative Communication (AAC) Interventions. In: Zehnhoff-Dinnesen, A.,

Wiskirska-Woznica, B., Neumann, K., Nawka, T. (Hrsg.): European Manual of Phoniatrics II. Berlin, Heidelberg, Springer Nature (i. E.)

Sachse, S. K., Bernasconi, T. (2021): Principles of Augmentative and Alternative Communication (AAC) Interventions. In: Zehnhoff-Dinnesen, A., Wiskirska-Woznica, B., Neumann, K., Nawka, T. (Hrsg.): European Manual of Phoniatrics II. Springer Nature, Berlin, Heidelberg (i. E.)

Sachse, S., Bernasconi, T. (2020): Ziele formulieren und Maßnahmen beschreiben mit dem ABC-Modell. In: Boenisch, J., Sachse, S. (Hrsg.): Kompendium Unterstützte Kommunikation, Kohlhammer, 203–216

Sachse, S., Bernasconi T. (2018): Gelingende Alltagskommunikation und Teilhabe durch systematische Förderung der kommunikativen Kompetenz. Unterstützte Kommunikation, 3. von-Loeper, Karlsruhe, 40–46

Sachse, S. K., Boenisch, J. (2009): Kern- und Randvokabular in der Unterstützten Kommunikation: Grundlagen und Anwendung. In: von Loeper Literaturverlag, Gesellschaft für Unterstützte Kommunikation e. V. (Hrsg.): Handbuch der Unterstützten Kommunikation. von Loeper, Karlsruhe, 01.026.30–01.02640

Sachse, S. K., Willke, M. (2020): Fokuswörter in der Interventionsplanung und -umsetzung. In: Boenisch, J., Sachse, S. K. (Hrsg.): Kompendium Unterstützte Kommunikation. Kohlhammer, Stuttgart, 224–232

Sachse, S., Willke, M. (2011): Fokuswörter in der Unterstützten Kommunikation. Ein Konzept zum sukzessiven Wortschatzaufbau. In: Bollmeyer, H. Engel, K., Hallbauer, A., Hüning-Meier, M. (Hrsg.): UK inklusive. Teilhabe durch Unterstützte Kommunikation. von Loeper, Karlsruhe, 375–394

Sachse, S. K., Willke, M. (2013): Dialogische Bilderbuchbetrachtung als Form der Sprachförderung in der Unterstützten Kommunikation. In: Hallbauer, A., Hallbauer, T., Hüning-Meier, M. (Hrsg.): UK kreativ. Wege in der Unterstützten Kommunikation. von Loeper, Karlsruhe, 181–193

Sailer, A. (2020): Mit Teilen – Teil Haben. Heilpädagogische Diagnostik kommunikativer Fähigkeiten. von Loeper, Karlsruhe

Sarimski, K. (2009): Frühförderung behinderter Kleinkinder. Grundlagen, Diagnostik und Intervention. Hogrefe, Bern, Göttingen

Sarimski, K. (1987): Ordinalskalen zur sensomotorischen Entwicklung (deutsche Bearbeitung). Beltz, Weinheim

Schäfer, H., Rittmeyer, C. (2015): Inklusive Diagnostik. In: Schäfer, H., Rittmeyer, C. (Hrsg.): Handbuch Inklusive Diagnostik. Beltz, Weinheim, 103–134

Schatz, Y., Schellbach, S. (2021): Kleine Wege. www.versandkiste-kleine-wege.de. 1.08.2022

Schellen, J. (2016): Sprachverstehensdiagnostik mit Kindern und Jugendlichen mit komplexen kommunikativen Bedürfnissen. Unterstützte Kommunikation 4. von Loeper, Karlsruhe, 25–32

Schmidt, M., Dworschak, W. (2011): Inklusion und Teilhabe. Gleichbedeutende oder unterschiedliche Leitbegriffe in der Sonder- und Heilpädagogik? Zeitschrift für Heilpädagogik 62, 269–280

Schmidt-Atzert, L., Amelang, M. (2012): Psychologische Diagnostik. Springer, Heidelberg, DOI: 10.1007/978-3-642-17001-0, 1.08.2022

Scholz, M., Jester, M. (2015): Die Kommunikationsmatrix (deutsche Übersetzung). www.communicationmatrix.org/uploads/pdfs/Communication_Matrix_German_Final.pdf. 1.08.2022

Scholz, M., Stegkemper, J. M. (2018): Die Gestaltung externer Hilfsmittel der Unterstützten Kommunikation. Eine forschungsorientierte Betrachtung anhand fünf grundlegender Fragen (Zweitveröffentlichung). Unterstützte Kommunikation 4, 25–35

Scholz, M., Wagner, M., Haag, K., Herale, P. (2014): BKF-R – Revision eines bestehenden Beobachtungsverfahrens zur Diagnostik und Förderung in der Unterstützten Kommunikation, Zeitschrift für Heilpädagogik, 65 (5), 186–192

Scholz, M., Wagner, M., Stegkemper, J. M. (2019a): Beobachtungsbogen zu kommunikativen Fähigkeiten—Revision (BKF-R). Verfügbar unter: www.bkf-r.de/bfk-r-deutsch/download/. 1.08.2022

Scholz, M., Wagner, M., Stegkemper, J. M. (2019b): Handbuch BKF-R. In: www.bkf-r.de/app/download/11503585695/BKF-R_Handbuch_Version_1-06.pdf?t=1602602924. 25.08.2022

Schrader, F.-W. (2001): Diagnostische Kompetenz von Eltern und Lehrern. In: Rost D. H. (Hrsg.): Handwörterbuch Pädagogische Psychologie. Weinheim, Beltz, 68–71

Schreiber, V., Sevenig, H. (2017): Diagnostik und Kommunikationsförderung: DiaKomm. von Loeper, Karlsruhe

Schuhmacher, J. (2004): Planen mit Gewinn – Wem nützen individuelle Förderpläne? In Verband Sonderpädagogik Nordrhein-Westfalen e. V. (Hrsg.), Förderplanung in der sonderpädagogischen Arbeit. Gladbeck, 13–24

Schulz von Thun, F. (2008).Miteinander Reden 2 – Stile, Werte und Persönlichkeitsentwicklung. 32. Aufl. Rowohlt, Reinbek

Schwab, S. (2016): Partizipation. In: Hedderich, I., Biewer, G., Hollenweger, J., Markowetz, R. (Hrsg.): Handbuch Inklusion und Sonderpädagogik. Klinkhardt, Bad Heilbrunn, 127–131

Smartbox Assistive Technology (2020): Look to Learn. Smartbox Assistive. www.thinksmartbox.com/product/look-to-learn. (Stand: 05–2020) 1.08.2022

Soto, G. (2014): Changes in Adult Scaffolding as a Result of Improved Expressive Vocabulary and Grammatical Skills of Children who Use AAC. Präsentation auf der Internationalen ISAAC Conference Lissabon, Portugal

Spreer, Markus (2018): Diagnostik von Sprach- und Kommunikationsstörungen im Kindesalter. Ernst Reinhardt, München

Szagun, G. (2016): Sprachentwicklung beim Kind. Beltz, Weinheim

Szagun, G. (2002): Wörter lernen in der Muttersprache. Der ontogenetische Vokabularerwerb. In: Dittmann, J. (Hrsg.): Über Wörter. Grundkurs Linguistik. Rombach, Freiburg, 311–333

Szagun, G. (2001): Wie Sprache entsteht – Spracherwerb bei Kindern mit beeinträchtigtem und normalem Hören. Beltz, Weinheim

Thomas-Stonell, N. L., Oddson, B., Robertson, B., Rosenbaum, P. L. (2010): Development of the FOCUS (Focus on the Outcomes of Communication Under Six), a Communication Outcome Measure for Preschool Children. Developmental Medicine & Child Neurology 1 (52), 47–53

TobiiDynavox, D. (2020): Gaze Viewer. www.mytobiidynavox.com/Store/GazeViewer. (Stand: 05–2020) 1.08.2022

TobiiDynavox (2020): Pathways für Core First. https://de.tobiidynavox.com/pages/pathways-core-first. (Stand: 05–2020) 1.08.2022

TobiiDynavox, Clarke, V. (2018): Goals Grid—Förderziele in der Unterstützten Kommunikation (S.K. Sachse, Übers.). In: https://download.mytobiidynavox.com/Materialkiste/Analyse_Status_Verlauf/TobiiDynavox-F%C3%B6rderziele_in_der_UK_GoalsGrid.pdf. 25.08.2022

TobiiDynavox, Clarke, V. deutsche Übersetzung Sachse, S.K. (2016): Goals Grid – Förderziele in der Unterstützten Kommunikation. In: https://download.mytobiidynavox.com/Materialkiste/Analyse_Status_Verlauf/TobiiDynavox-F%C3%B6rderziele_in_der_UK_GoalsGrid.pdf. 25.08.2022

Tomasello, M. (2009): Die Ursprünge der menschlichen Kommunikation. (deutsche. Übersetzung Schröder, J.). Suhrkamp, Frankfurt/M.

Tomasello, M. (2000): Do Young Children have Adult Syntactic Competence? Cognition 74: 209–53. DOI: 10.1016/S0010-0277(99)00069-4, 1.08.2022

Tomasello, M. (1995): Joint Attention as Social Cognition. In: Moore, C., Dunham P.J. (Hrsg.): Joint Attention: Its Origin and Role in Development. Lawrence Erlbaum, Hillsdale, 103–130

Tomasello, M., Gonzalez-Cabrera, I. (2017): The Role of Ontogeny in the Evolution of Human Cooperation. Human Nature 28, 3, 274–288. doi: 10.1007/s12110-017-9291-1. 25.08.2022

Van Tatenhove, G. (2013): AAC in the IEP. https://vantatenhove.com/files/handouts/AACInIEP.pdf. 1.08.2022

Van Tatenhove, G. (2008a): Aided Language Stimulation and the Descriptive Teaching Model. Vortrag auf der ASHA Convention. Handout http://www. asha.org/events/convention/handouts/2008/0904_ van_tatenhove_gail. 1.08.2022

Van Tatenhove, G. (2008b): Core Vocabulary List for Students with Intellectual Disabilities. https://aaclanguagelab.com/materials/1__Core_Vocab_List_SIDs_.pdf. 1.08.2022

Vollert, A., Leber, I. (2010): Übergänge in der Unterstützten Kommunikation aktiv gestalten – Die „UK-Übergabebögen“. In: von-Loeper-Literaturverlag (Hrsg.): Handbuch der Unterstützten Kommunikation, Karlsruhe, 08.070.001– 08.085.001

Von Tetzchner, S., Martinsen, H. (2000): Einführung in Unterstützte Kommunikation. edition sigma, Berlin

Vygotskij, L. S. (2002): Denken und Sprechen. Beltz, Weinheim

Wachsmuth, S. (2020): Besonderheiten im kommunikativen Verhalten. In: Boenisch, J., Sachse, S. K. (Hrsg.): Kompendium Unterstützte Kommunikation. Kohlhammer, Stuttgart, 101–107

Walker, V. L., Snell, M. E. (2013): Effects of Augmentative and Alternative Communication on Challenging Behavior: A Meta-analysis. In: Augmentative and Alternative Communication. 29 (2), 117–31. doi: 10.3109/07434618.2013. 1.08.2022

Webb E., Meads D., Lynch Y., Randall N., Judge S., Goldbart J., Meredith S., Moulam L., Hess S., & Murray J. (2019): What's Important in AAC Decision Making for Children? Evidence from a Best-worst Scaling Survey. Augmentative and Alternative Communication 35, 80–94

Weid-Goldschmidt, B. (2013): Zielgruppen Unterstützter Kommunikation. Fähigkeiten einschätzen – Unterstützung gestalten. von Loeper, Karlsruhe

Weltgesundheitsorganisation WHO(2001): ICF-CY: Internationale Klassifikation der Funktionsfähigkeit, Behinderung und Gesundheit bei Kindern und Jugendlichen. Huber, Bern

Werning, R., Lütje-Klose, B. (2016): Einführung in die Pädagogik bei Lernbeeinträchtigungen: Mit zahlreichen Übungsaufgaben. 4. überarb. Aufl., Ernst Reinhardt, München

Wilken, E. (2021a): Wie kommt die Therapie in den Lebensalltag? Chancen und Risiken der Zusammenarbeit von therapeutischer Fachkraft und Familie. In: Gebhard, B., Simon, L., Ziemen, K., Opp, G., Groß-Kunkel, A. (Hrsg.): Transitionen. Übergänge in der Frühförderung gestalten. Schulz-Kirchner, Idstein, 170–177

Wilken, E. (2021b): Unterstützte Kommunikation. 6. überarb. Aufl., Kohlhammer, Stuttgart

Wilken, E. (2020): Teilhaben und Mitbestimmen. Unterstützte Kommunikation hat viele Facetten. In: Boenisch, J., Sachse, S. K. (Hrsg.): Kompendium Unterstützte Kommunikation. Kohlhammer, Stuttgart, 9–12

Willke, M. (2020): Partnerstrategien in der UK. In: Boenisch, J., Sachse, S. K. (Hrsg.): Kompendium Unterstützte Kommunikation. Kohlhammer, Stuttgart, 217–233

Willke, M. (2017): Scaffolding – Wie Bezugspersonen Kinder in der Sprachentwicklung unterstützen. In: Unterstützte Kommunikation 1, 25–29
Willke, M. (2013): Fokuswörter in der Praxis: Die Interventionsplanung. In: Unterstützte Kommunikation 1, 20–22

Ziemen, Kerstin (2013): Kompetenz für Inklusion. Inklusive Ansätze in der Praxis umsetzen. Vandenhoeck & Ruprecht, Göttingen
Zollinger, B. (1997): Die Entdeckung der Sprache. Haupt, Bern

Sachregister